MPR出版物链码使用说明

本书中，凡文字下方带有链码图标“———”的地方，均可通过“泛媒关联”的“扫一扫”功能，扫描链码，获得对应的多媒体内容。

您可以通过扫描下方的二维码，下载“泛媒关联”App。

DENGGERE SHEQU FANGZHI SHIYONG JISHU

登革热社区防制实用技术

刘忠奇　主　审

杨智聪　张周斌　主　编／李铁钢　罗　雷　副主编

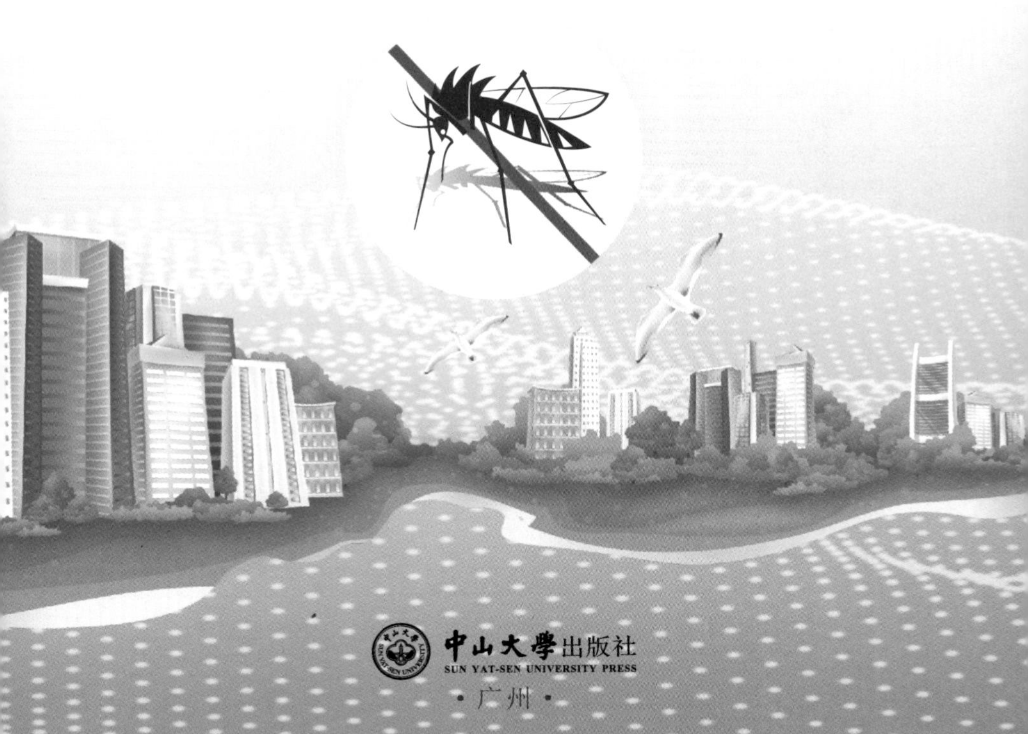

中山大學出版社
SUN YAT-SEN UNIVERSITY PRESS
·广州·

图书在版编目（CIP）数据

登革热社区防制实用技术/杨智聪，张周斌主编；李铁钢，罗雷副主编．—广州：中山大学出版社，2019.7
ISBN 978-7-306-06560-5

Ⅰ.①登…　Ⅱ.①杨…　②张…　③李…　④罗…　Ⅲ.①登革热—防治　Ⅳ.①R512.8

中国版本图书馆 CIP 数据核字（2019）第 008892 号

DENGGERE SHEQU FANGZHI SHIYONG JISHU

出 版 人：王天琪
策划编辑：徐　劲　邓子华
责任编辑：邓子华
封面设计：曾　斌
责任校对：梁嘉璐
责任技编：何雅涛
出版发行：中山大学出版社
电　　话：编辑部 020-84110771，84113349，84111997，84110779
　　　　　发行部 020-84111998，84111981，84111160
地　　址：广州市新港西路 135 号
邮　　编：510275　　传　　真：020-84036565
网　　址：http：//www.zsup.com.cn　E-mail：zdcbs@mail.sysu.edu.cn
印 刷 者：佛山市浩文彩色印刷有限公司
规　　格：889mm×1230mm　1/32　5.375 印张　140 千字
版次印次：2019 年 7 月第 1 版　2020 年 7 月第 3 次印刷
定　　价：25.00 元

本书编委会

主　　编　杨智聪　张周斌

副 主 编　李铁钢　罗　雷

编　　委　（按姓氏笔画排序）

马　钰　马蒙蒙　刘　远　刘　杰

刘文辉　李晓宁　李意兰　吴　迪

汪　慧　陆剑云　陈宗遒　景钦隆

主 编 简 介

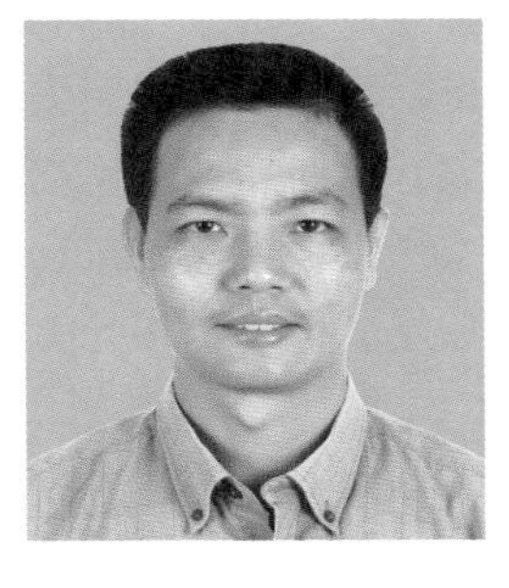

杨智聪 流行病学二级主任医师，中国疾病预防控制中心传染病防制所博士研究生兼职导师，中山大学、南方医科大学和广东药科大学的公共卫生学院及暨南大学医学院硕士研究生导师，广州市疾病预防控制中心主任，并担任广东省和广州市传染病预防控制与突发公共卫生事件应急专家、中华预防医学会预防医学信息专委会常委、中华医学会公共卫生分会委员、广东省医学会卫生学分会主任委员、广东省预防医学会流行病学专业委员会和媒介生物学及控制专业委员会副主任委员、《华南预防医学》副主编、《中华预防医学杂志》《热带医学杂志》和《广东药科大学学报》编委等。

杨主任长期从事传染病预防控制专业学习与研究工作。组织开展了登革热、人感染禽流感、流感、手足口病、感染性腹泻、霍乱等急性传染病和食物中毒、环境污染等突发公共卫生事件的调查处理工作，亲历了地震、冰雪、洪涝等现场救灾和应急防病。主持或参与美国国立卫生研究院，国家自然科学基金，省级、市级重大重点科技攻关和应用基础等课题研究30余项。以第一作者或通讯作者的身份发表学术论文116篇，其中的45篇被SCI收录。主编学术专著《常见病原快速检测技术与应用》《登革热》《医院感染控制技术》和《突发公共卫生事件调查方略》。获国家发明专利5个、实用新型专利1个、国家计算机软件版权7个。获广东省科技进步二等奖2项、广州市科技进步二等奖2项、广州市科技进步三等奖1项。并获广东省抗非三等功、广东省医学会先进工作者、广州市抗击非典先进个人、广州市抗震救灾优秀共产党员、广州市创建国家卫生城市先进个人、广州医师奖、广州市卫生局优秀科技人才、广州市医学重点人才等荣誉。

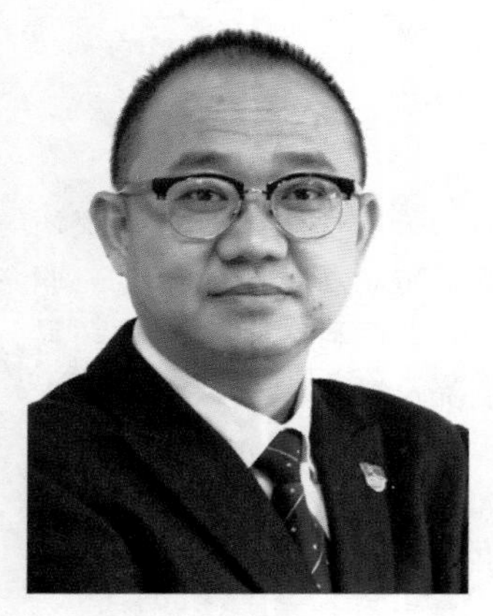

张周斌　疾病控制主任医师，广州市疾病预防控制中心副主任，并担任全国疾病控制宣传服务平台培训讲师，广东省预防医学会流行病学专业委员会、感染病学专业委员会委员，广州市第三届突发事件应急管理专家，第四届广州市突发公共卫生事件应急专家委员会委员，广州市预防医学会免疫接种技术指导专家组专家，广州市医师协会副会长，《中华流行病学杂志》通讯编委等。

前　言

世界卫生组织公布了 2019 年全球卫生所面临的十大威胁，登革热位列其中。登革热是一种由蚊媒传播的急性传染病，它会导致发热、皮疹、骨关节肌肉痛等症状，可能危及生命。几十年来，其波及范围不断扩大。据估计，全世界 40% 的地区面临登革热风险，每年约有 3.9 亿人感染。在我国，《中华人民共和国传染病防治法》将登革热归为乙类传染病。近年来，其流行地区越来越广，除广东、云南等区域多见流行外，高纬度地区如浙江、河南、山东等地也出现暴发疫情。登革热对人民健康和社会发展造成严重影响。

中共广州市委、广州市人民政府历来高度重视登革热防控工作，专门成立突发公共卫生事件应急指挥部，出台《广州市登革热防控工作方案》，明确了政府、部门、单位和个人的四方责任。广州市卫生健康委员会也依据国家和广东省的工作指南、方案，制定登革热监测方案、疫情应急预案等一系列方案。广州市市级和区级的疾病预防控制中心也定期对承担具体工作任务的街道办事处（镇政府）、居委会、医院和社区卫生服务中心工作人员进行培训。但在具体工作实践中，我们发现很多基层工作人员未能很好地掌握防控技能，即使他们照猫画虎、热火朝天地实践了，但防控指标迟迟无法达标，进而错失防控登革热疫情最有利的时机。

本书着眼于实操与实战，重点介绍了登革热日常防控技术和应急处置技术，其中的部分内容还附有教学视频，扫码即可观看。

本书适合从事登革热防控的现场工作人员，特别是疾病预防控制中心、街道办事处（镇政府）、居（村）委会、医疗机构、社区卫生服务中心、病媒生物控制组织（如有害生物防治公司）等参与基层社区防控的一线人员，机关企事业单位（如学校、工厂企业）等卫生人员作为参考书籍来使用。囿于编者水平，本书虽经过全体编委会成员的精心撰写和反复修改，但错漏难免，敬请读者给予批评指正。

编　者

2019 年 5 月

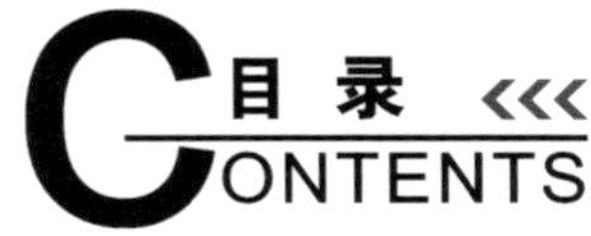

第一编　登革热社区预防控制概述

第二编　日常预防控制技术

第三编　应急处置技术

附　　件

第一编　登革热社区预防控制概述

一、基本概述

登革热（dengue fever）是由登革病毒（dengue virus）引起、通过白纹伊蚊或埃及伊蚊叮咬传播的急性传染病，是《中华人民共和国传染病防治法》规定的乙类传染病。登革热是当前世界范围内传播速度最快的蚊媒病毒性传染病，极易大规模暴发流行而演变为严重的突发公共卫生事件。重症病例可因此而出血，或出现休克，甚至发生死亡。目前，尚无特效的治疗药物，疫苗仍处于上市后评估阶段。

登革热的临床表现复杂多样，感染谱包括无症状感染、登革热、登革出血热和登革休克综合征。感染者大多数以无症状感染为主，不出现典型的登革热症状。显性感染者常经过 3 ～15 天潜伏期后急性起病。典型登革热急性期症状包括发热、出现皮疹、皮肤潮红、结膜充血、全身肌肉痛、骨关节痛、眼眶痛、头痛以及明显疲乏等。急性发热期持续 2 ～7 天，病程约为 5 天，可发展为登革热出血热和登革热休克综合征，病死风险高。

二、流行概况

登革热广泛流行于全球热带和亚热带的非洲、美洲、东南亚和西太平洋地区的 100 多个国家和地区，是当前世界范围内传播速度最快的蚊媒病毒性传染病。全球 36 亿人存在登革病毒感染风险，每年约有 3.9 亿人感染，导致 9 600 万人出现显性感染症状。

我国南方地区亦连年遭受登革热疫情困扰，且波及范围不断扩大，防控形势严峻。1978 年，在广东省佛山市暴发登革热疫情后，海南省、广西壮族自治区、福建省、浙江省、台湾省、香港特别行政区、澳门特别行政区等也先后出现本地传播引起的暴发疫情。1990—2006 年，全国共报告登革热病例 10 000 多例，其中，有 3 例死亡，并先后出现过 Ⅰ ～ Ⅳ 型登革病毒引起的疫情。1985—1986 年，海南省发生过登革出血热大暴发。广东省作为中国大陆登革热主要流行区，其报告发病人数约占全国的 90% 。我国属于输入病例引起的本地传播的模式。由于华南地区紧邻东南亚地方性流行地区，登革病毒容易传入并引起流行，疫情暴发流行风险高。

三、流行环节与特征

患者和隐性感染者是主要传染源。病人在发病前 1 天和病后 5 天内为病毒血症期，有可能被伊蚊叮咬而传播。此外，人被感染后不一定发病，约有 90% 以上的人成为亚临床患者或隐性感染者。传播模式以“伊蚊→人→伊蚊”形式为主。在世界范围内，埃及伊蚊是最主要的传播媒介。在我国，埃及伊蚊和白纹伊蚊并存。在广州市，传播媒介为白纹伊蚊，尚未发现埃及伊蚊。

登革病毒可以在人和伊蚊中持续循环传播。当雌性伊蚊叮咬感染者的血液后，病毒随血液进入蚊子体内，经过 8 ～ 10 天（称为外潜伏期）的增殖后获得感染力。当它再次叮咬人时，即将病毒传给另一个人（图 1 - 1 - 1）。另外，蚊子也可偶尔通过机械性传播而感染人，即当正在吸血的蚊子受到干扰时，它可立刻吸食附近易感者的血，从而实行病毒的传播。

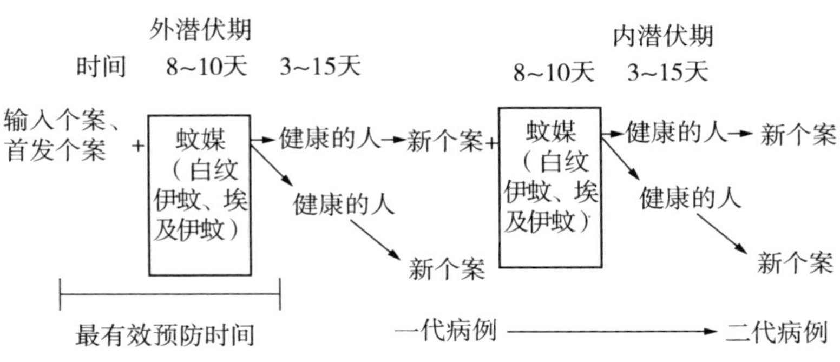

图 1－1－1　登革热流行过程示意

当登革热疫情发生时，要控制登革热的蔓延，必须在疑似病例出现后立即进行预防控制工作。若错失时机或预防控制工作不到位而导致二代病例发生，则感染人数可呈现几何级增加，疫情迅速蔓延。

登革热在热带、亚热带地域可常年流行，但主要流行季节与气温、雨季及蚊媒密度高峰相一致。我国广东省流行季节为 6—11 月，高峰期为 8—10 月。任何年龄和职业人群均可感染登革病毒而发病。人被登革病毒感染后，可对同型登革病毒感染产生免疫力，并可维持数年甚至终身，对异型登革病毒仅有 2 个月至 2 年的免疫力。值得重视的是，二次感染不同型别的登革病毒具有更高的发生重症病例风险和死亡风险。

四、预防控制策略与措施

登革热是一种环境病、社区病，亦为行为生态型传染病，其预防控制责任并非某一个人、某一个单位或某一局部或系统所能单独承担，需要政府组织、领导，多部门共同参与（附件 1）。此外，单一手段不足以有效控制登革热。我国登革热防控总目标为及时发现登革热疫情，预防、控制登革热续发病例，避免出现较大暴发或流行，减轻登革热的危害。因此，登革热预防控制策略为：以监测为重点，控制蚊媒密度，严防输入传播，提高诊治水平，加强部门协作，动员社会参与。

登革热防控技术手段以监测与控制系统并重。监测系统包括疫情监测和媒介监测。蚊媒控制、病例管理、健康教育是登革热控制的关键措施。其中，最有效措施是控制蚊媒，切断传播途径。控制蚊媒最关键是治理环境，清除蚊媒滋生地。

新的蚊媒控制手段亦在不断地研究中。其中，感染共生沃尔巴克氏体的伊蚊、基因修饰伊蚊、改变伊蚊行为方法控制登革热是近年来重要的研究进展，具有良好的应用前景。

五、社区登革热预防控制的重要性

社区是登革热预防控制的关键单元，社区政府与社会组织是预防控制的关键力量。社区登革热预防控制参与者涉及社区政府、部门（在卫生、消毒杀虫、环卫、园林、建设、教育、宣传领域）、单位（如机关企事业单位、社会组织、业主经营单元）、个人（如居民家庭及成员），需要齐心协力，共同应对疫情，靠单一系统人员无法有效控制登革热。当前，登革热疫情的暴发频次和涉及范围不断扩大。如果参与社区预防控制的机构与人员掌握必要的防制理论和知识，提升技术水平，将会提升整个控制系统的效力。这对降低发病率和减轻疫情危害具有至关重要的作用。

第二编　日常预防控制技术

第一章　蚊媒监测技术

蚊媒密度监测是蚊媒传染病预警和预防、蚊虫防制的基础，同时，也是评价蚊虫防制效果的手段。开展蚊媒监测有助于掌握媒介伊蚊种群密度与季节消长等动态变化，了解白纹伊蚊滋生地类型及相关影响因素，为制定蚊媒传染病防治对策、措施提供科学依据。

常见的蚊媒监测按照监测场所可分为公园监测、机团单位监测和居民区监测。按照监测蚊发育时期可分为成蚊监测、幼虫或蛹监测。监测时应依据不同的监测对象和目的选用不同的监测指标及频次，做到“四定”：定人、定点、定时、定工具。每次监测必须详细记录，统计分析。

蚊媒监测的常规开展项目为布雷图指数（Breteau index，*BI*）监测法、标准间指数监测法、诱蚊诱卵器监测法和成蚊密度监测法（如电动吸蚊器法）。

BI 是指平均每 100 户内有伊蚊幼虫（即孑孓）滋生的容器数，计算方式为：

BI = 阳性积水容器数 ÷ 调查户数 × 100（式 2－1－1）

标准间指数（standard space index，*SSI*）是指每 100 个标准间（每个标准间为 15 m^2）内幼虫滋生地的情况，计算方式为：

SSI = 调查阳性积水容器数 ÷ 调查的标准间数 × 100（式 2－1－2）

诱蚊诱卵指数（mosquito oviposition index，*MOI*）是指每 100 个布放并回收的有效伊蚊诱捕器或诱蚊诱卵器中成蚊或（和）卵阳性的诱蚊诱卵器比例，计算方式为：

MOI = 诱蚊诱卵器卵或成蚊阳性数 ÷ 回收诱蚊诱卵器总数 × 100（式 2－1－3）

成蚊密度（adult density index，*ADI*）（应用电动吸蚊器法）反映的是利用电动吸蚊器在监测点一定时间内收集的雌性成蚊数量［单位：只/（人·时）］，计算方式为：

雌性 *ADI* = 一定时限捕获的雌性成蚊总数 ÷（人数 × 时间）（式 2－1－4）

蚊媒密度监测结果可用于对街镇蚊媒密度风险进行评价。针对不同的蚊媒密度风险采取分级响应，分级标准及相应响应措施见表 2－1－1。

表 2－1－1　广州市蚊媒密度分级及防控级别

密度分级	颜色级别	幼虫指数	成蚊虫密度	风险级别	预防控制级别
0 级	蓝色	$BI \leq 5$， $SSI \leq 1.0$	$MOI \leq 5$， $ADI \leq 2$	无风险	落实日常预防控制措施
1 级	黄色	$5 < BI \leq 10$， $1.0 < SSI \leq 1.5$	$5 < MOI \leq 10$， $2 < ADI \leq 5$	低风险	启动蚊媒控制措施

（续表2-1-1）

密度分级	颜色级别	幼虫指数	成蚊虫密度	风险级别	预防控制级别
2级	橙色	$10 < BI \leqslant 20$， $1.5 < SSI \leqslant 2.0$	$10 < MOI \leqslant 20$， $5 < ADI \leqslant 10$	中度风险	启动加强蚊媒控制措施
3级	红色	$BI > 20$， $SSI > 2.0$	$MOI > 20$， $ADI > 10$	高度风险	启动紧急蚊媒控制措施

一、成蚊监测指标

（一）电动吸蚊器监测

电动吸蚊器法主要用于对所选择监测点范围内的成蚊密度进行快速监测和评估。

1. 监测工具

监测工具为电动吸蚊器。

2. 现场实施

（1）监测点选择。每次监测应分别选择社区或居委、公园和其他环境类型（如学校、医院、建筑工地等）各1处，监测时可在东南西北中5个方位设立监测点，监测点应尽量选择避风遮阴处并远离人群。

（2）现场操作。在媒介伊蚊活动高峰时段（即7：00—9：00，15：00—18：00），每个监测点的1名专业技术人员手持1个电动吸蚊器以开展监测。诱集者暴露1条小腿，利用电动吸蚊器收集被引诱的伊蚊，每次监测持续15 min或以上。收集成蚊后，计算捕获成蚊总数，并进行蚊种和雌雄分类。

3. 指标计算公式

电动吸蚊器总成蚊密度［单位：只/(人·小时)］的计算公

式为：

$$总ADI = 一定时限捕获的成蚊(包括雌蚊和雄蚊)总数 \div (人数 \times 时间) \qquad (式2-1-5)$$

雌性 ADI［单位：只/（人·小时$^{-1}$）］的计算公式见式 2－1－4。

（二）诱蚊诱卵器法监测

诱蚊诱卵器法适用于对非居民户及公共外环境的成蚊和幼虫的调查，因诱蚊诱卵器为人工放置容器，更易做到定时、定点，监测结果更加客观、准确，是目前普遍采用的外环境监测方法。

1. 监测工具

监测器具为诱蚊诱卵器、白色滤纸、隔夜自来水等。

2. 现场实施

（1）监测点选择。每条街（镇）选择选择 1～2 个社区（村）以开展监测，在居民区、医院、学校、工地、公园、特种行业等可能滋生伊蚊的场所布放诱蚊诱卵器，每个街镇每次布放的诱蚊诱卵器不少于 100 个。

（2）现场操作。将诱蚊诱卵器放置于上述各类场所范围内利于白纹伊蚊滋生和栖息的阴暗避风处，放置点离地面约为 0.6 m，每个诱卵器之间的距离为 100 m，连续放置 4 天。第 4 天检查、收集诱到的成蚊及蚊卵。记录诱蚊诱卵器阳性数（包括卵阳性数、成蚊阳性数、卵及成蚊均有的阳性数）。记录调查期间平均气温和降雨情况。

3. 指标计算公式

指标计算公式见式 2－1－3。

（三）双层叠帐法监测

双层叠帐法主要用于对所选择监测点范围内的成蚊密度进行快速监测和评估。由于有内层和外层两层蚊帐，内层中的监测人员不直接接触蚊媒，避免了被传播疾病的风险，适用于蚊媒传染

病疫情期间的疫点监测。

1. 监测工具

监测器具为双层叠帐（外层——长×宽×高：1.8 m×1.8 m×1.5 m；内层——长×宽×高：1.2 m×1.2 m×2.0 m）、手电筒、电动吸蚊器等。

2. 现场实施

（1）监测生境的选择。每次监测应分别选择社区或居委、公园和其他环境类型（如学校、医院、建筑工地等）各1处，监测点应尽量设置在避风遮阴处且应远离人群。

（2）现场操作。监测应在媒介伊蚊活动高峰时段（7：00—9：00和15：00—18：00），由2人配合完成。放置好蚊帐后，诱集者在内部封闭蚊帐中暴露2条小腿，收集者利用电动吸蚊器在两层蚊帐之间收集停落在蚊帐上的伊蚊，持续30 min，监测结束后，对收集到的蚊虫进行种类、性别鉴定并计数。

3. 指标计算方法

帐诱指数［单位：只/（顶·小时）］计算公式为：

帐诱指数 = 捕获雌蚊数 ÷［（蚊帐数 ×30 min）×60 min/h］

（式2－1－6）

二、幼虫监测指标

（一）*BI* 法监测

BI 法是对居民住户室内滋生地进行监测，适用于对室内蚊媒密度进行评估。

1. 监测器具准备

监测工具为手电筒。

2. 现场实施

（1）监测点选择。根据白纹伊蚊密度消长和蚊媒传染病发病风险，每条街（镇）选择一两个社区（村）以开展居民住户室内白纹伊蚊幼虫密度指数监测，监测的社区可进行轮换。为避免连续监测对 *BI* 造成影响，相邻 2 次监测应选择不同的居民户来进行。

（2）现场操作。居民住户数量按户计数，检查室内及室外 5 m 范围内的各种容器积水。当有阳性积水时，填写阳性积水相关信息。将每个家庭、集体宿舍、单位办公室（或酒店）的 2 个房间，农贸市场、花房、外环境、室内公共场所等每 30 m^2 的场所定义为 1 户。每次监测不少于 100 户。

3. 指标计算方法

BI 的计算见式 2－1－1。

容器指数(container index, *CI*) = 阳性积水容器数 ÷ 调查的积水容器总数 × 100　（式 2－1－7）

房屋指数(house index, *HI*) = 有阳性积水的户数 ÷ 调查户数 × 100　（式 2－1－8）

废弃及闲置积水容器率 = 废弃及闲置积水容器数 ÷ 检查的总积水容器数 × 100%　（式 2－1－9）

（二）标准间指数法监测

标准间指数法适用于对全市范围内非居民住户公共外环境和集团单位大院白纹伊蚊幼虫的滋生地进行监测。

1. 监测器具准备

监测工具为手电筒。

2. 现场实施

（1）监测点的选择。主要针对非居民住户公共环境进行监测。居民小区内除居民户之外的环境也可进行标准间指数法监测，公共外环境又可细分为机团单位、建筑工地和特种行业等 3 个类型。各类型监测点选择建议为：① 1 ～2 个机团单位，尽量选择有花圃或竹林的单位，如大学、机关等。② 1 ～2 个建筑工地。③ 1 ～2 个特种行业，此处所指的特种行业为汽配行业、

停车场、露天废品收购场，以及酿造厂、陶瓷厂（店）、饮料厂等具有较多容器（如废旧轮胎、玻璃瓶、陶瓷容器等）的行业。

（2）现场操作。在检查的区域范围内沿着选定的路线行走，查看该路线左右各3～5 m的滋生地情况，重点查看各类小型积水滋生情况等，记录发现的积水容器类型、数量及阳性积水情况，记录调查的路线距离（迂回检查不计入），按照面积折算为标准间数（调查时可通过行走距离×巡查宽度来计算面积，每15 m^2 折算为1个标准间），并计算 *SSI*。每次监测标准间数不少于1 000间。

3. 指标计算方法

CI 的计算见式2－1－7。

废弃及闲置积水容器率的计算见式2－1－9。

SSI（单位：km）的计算公式为：

$$SSI = \text{伊蚊阳性容器数} \div \text{行走路线距离} \quad (\text{式}2-1-10)$$

（三）路径法

路径法适用于对全市范围内非居民住户公共外环境和机团单位大院白纹伊蚊幼虫的滋生地进行监测。

1. 监测工具

监测工具为计步器、手电筒。

2. 现场实施

（1）监测点的选择。以人居环境为核心，根据当地实际情况，选择居民区、单位（有独立院落）、建筑工地、道路。

（2）现场操作。调查时，依据监测人的步幅设定好计步参数，随身携带计步器等，沿监测路径，以均匀步伐前进，并记录在沿途所有积水容器及小型水体（如水生植物、废弃容器、功能性积水容器、管井及下水道口、竹筒或树洞、轮胎、绿化带垃圾、喷泉、叶鞘积水等）中所发现的幼蚊（蛹）阳性容器数和小型积水处数，收集阳性容器中的幼蚊进行种类鉴定并填写记录表，结束后记录路径长度。总调查路径应在 4 000 m 以上。

3. 指标计算方法

路径指数（单位：km^{-1}）的计算公式为：

$$路径指数 = 阳性容器或小型水体数 \div 行走距离 \quad (式 2-1-11)$$

（三）注意事项

（1）当有登革热疫情时，所有监测人员都是易感人群，因此，在开展蚊媒监测前，监测人员在进入前必须严格做好防护。

（2）当登革热疫情暴发时，双层叠帐法既能捕获蚊虫，又能保护作为引诱源的监测人员，是疫情期推荐的成蚊监测方法。

（3）监测必须做到定人、定时、定点和定工具。各类监测生境选择要适合以下条件：①蚊虫滋生的最佳生境；②当地蚊媒传染病疫情高发区；③监测工作方便执行。

（4）监测时应对监测环境内的小环境，如温度、湿度、风速，以及是否遮挡等信息进行记录。

第二章　蚊媒控制技术

一、白纹伊蚊控制技术

白纹伊蚊防制的方法有很多，如改造环境、清理滋生地、杀灭幼虫、杀灭成蚊、物理防治等。随着社会的进步和人们对生活质量要求的提高，人们越来越关注因使用杀虫剂而造成的对环境的污染、天敌的杀灭和抗药性的产生与发展，防制策略从过去单一依赖杀虫剂转变为坚持以环境治理为主的综合防制措施，只有在应急状态下才使用化学杀虫剂（附件2）。

（一）环境改造

环境改造包括为了防止媒介栖生地产生、清除或减少媒介栖生地而对土地、水体或植被进行的、对人类环境条件无不良影响的各种实质性和永久性改变，如清除和破坏各种滋生点、填塞各种坑洼积水、疏通排水系统、硬化闲置荒草地和管理不善的内街巷绿地等。

（二）消灭滋生场所

处理无用的容器积水，如无用的缸、罐、桶、石槽等的积水都应全部倒去，然后，将其倒置，以防再次积水。清除废弃的积水器物，如庭园或人居周围的破碎缸罐、陶器，以及罐头盒、椰子壳、椰子树叶等能积水的器物。管好使用的储水容器，对于饮用水缸，常清洗、换水、换缸、过滤，合理加盖。堵塞树洞、竹洞或石穴以防积水。对泡菜罐（缸）周边的积水，加入少许食盐（含3%的NaCl），可防蚊虫滋生（附件3）。

（三）杀灭幼虫

（1）养鱼灭幼。常用鱼类有塘角鱼、柳条鱼、圆尾斗鱼、中华斗鱼、尼罗非鱼等。

（2）化学灭幼。对于非饮用水储存积水，如防火池、防火缸、废储水池等，可用双硫磷、倍硫磷、杀螟松、辛硫磷等缓释剂，也可用溴氰菊酯油膜剂来处理。对于水生植物积水容器，也可采用上述方法处理，同样可达到理想效果。

（四）杀灭成蚊

对大量滋生白纹伊蚊的陶器场、公园花盆堆放处、废轮胎堆集站、竹林、树林等，在积极消灭滋生场所和杀灭幼虫的同时，必要时可采用超低容量喷雾或热烟雾机喷洒以控制成蚊（附件4和附件5）。

二、白纹伊蚊滋生地清理

（一）伊蚊滋生地常见类型

（1）闲置的瓶、罐、缸，绿化带中的塑料薄膜、废弃易拉罐、饭盒、塑料杯、竹筒、树洞等的小型积水。

（2）饮水缸、储水池（缸）、喷水池、景观池、水生植物容器、花盆及托盘等功能性（有用的）积水。

（3）汽车轮胎、楼房反梁雨水沟、地下室集水井、下水道沙井口、市政管网井、建筑工地积水池等难以清除的积水。

（二）媒介伊蚊滋生预防处理方法

1. 预防积水

（1）清除卫生死角和各类垃圾。清除卫生死角各类闲置的、废弃的容器（如瓶、罐、缸），绿化带中的塑料薄膜、废弃易拉罐、饭盒、塑料杯等（附件6）。

（2）翻盆倒罐。对于一时无法清除的容器，应翻转倒扣放置并确保不会造成第二次积水。彻底清除废弃的容器。

（3）预防轮胎积水。应将轮胎叠放整齐并存放在室内或避雨的场所，以预防积水。如要堆放室外，应用防雨布严密遮盖，不积雨水。对一些悬挂等防撞轮胎，应对轮胎底部打孔处理，使积水能够顺畅流出。

（4）预防竹筒、树洞积水。竹筒、树洞需用灰沙等堵塞，或对留根的竹筒采用“十”字砍刀法，使其有裂缝而不再积水。

（5）疏通门前屋后的沟渠和楼房墚。每周疏通 1 次，排除积水。

（6）预防市政管网积水。市政管网维修井、水泵、地下室或地下车库集水井等需密封，密封缝隙小于 2 mm。

2. 功能性（有用）积水的处理

（1）饮用水或功能性容器积水。饮用水缸或有用的积水要严密加盖，每周应彻底清洗 1 次，也可在水缸中放养食蚊鱼或金鱼等。

（2）种养水生植物的花瓶、花盆。倡导利用防蚊花瓶或用沙石来种养。若用一般的花瓶种养，则应每周换水，彻底洗刷容器内壁，并冲洗植物根部。

（3）大莲花缸（池）、景观池。倡导养鱼，如食蚊鱼、斗鱼、金鱼等。

3. 难以清除的积水处理

（1）废旧轮胎中难以清除的积水。在轮胎积水中倒入少量废机油，形成一层油膜。也可投入少量（约为 1 g）的 1% 双硫磷颗粒剂或 0.5% 的吡丙醚颗粒剂，每月投放 1 次。

（2）市政管网和建筑工地积水。市政管网的管道井、地下室或地下车库的集水井、建筑工地集水池等，应采取生物或化学杀虫剂处理，每 15 天投放 1 次，直接均匀喷洒在水体表面。

对于苏云金杆菌，可用以色列变种颗粒剂或乳剂以杀菌，用量为每平方米水体 1 ～2 g；或用 0.5% 的吡丙醚颗粒剂，用量为每平方米水体 1 ～2 g；或用 1% 的双硫磷颗粒剂，用量为每平方米水体 0.5 ～1 g。

（3）家庭、单位或者外环境中难以清除的积水。例如，水缸、花瓶、花缸等可按每平方米 0.5 ～1 g 的量撒入 1% 的双硫磷颗粒剂或 0.5% 的吡丙醚颗粒剂。每 15 天投放 1 次。

（三）药物使用安全注意事项

本文推荐的药物均为对人畜毒性很低的卫生杀虫剂，但也需注意安全使用。应将药物存放在小孩不易获取的地方，避免小孩误食。同时，投药后也应洗手。

三、幼虫杀灭技术

幼虫杀灭技术主要有化学方法杀灭幼虫、生物方法杀灭幼虫等。

（一）化学方法杀灭幼虫

对于尚未清理的滋生地，或无法清除的积水，如已经积水的轮胎、防火缸等，可以使用化学杀幼剂以进行防制。需要指出的是，倍硫磷的毒性较大，不宜在室内使用。世界卫生组织推荐的双硫磷可以用于饮用水中，但我国的产品含有较多杂质，对哺乳动物的毒性较高，不能用于饮用水中。倍硫磷、吡丙醚等缓释包可按说明投放在积水的轮胎、水生植物花瓶、花盆托盘等。

（二）生物方法杀灭幼虫

生物防治是利用生物或生物代谢产物来控制和杀灭蚊虫。

（1）家鱼治蚊。在我国利用家鱼防治蚊虫中，主要将鲤鱼、草鱼、罗非鱼等放养在稻田、水池等。

（2）食蚊鱼治蚊。食蚊鱼包括革胡子鲶鱼、柳条鱼、斗鱼、青鱼等。

(3) 昆虫治蚊。有些水生昆虫是蚊幼虫最普通的天敌，如巨蚊、龙虱、松藻虫、划蝽、负子虫等。

(4) 中剑水蚤治蚊。中剑水蚤是一种桡足类水生动物，由于它可以在水中捕食1～2日龄的蚊虫幼虫，因此，很多国家和地区对它的捕食作用进行了大量的实验室和野外现场研究，发现它有较好的防治作用。中剑水蚤被认为是有前途的生物防治物。

(5) 病原微生物治蚊。苏云金杆菌血清型14是比较广泛的细菌杀虫剂，它的杀虫原理是蚊虫的幼虫食取了苏云金杆菌后，其伴孢晶体对蚊虫的中肠上皮细胞具有毒性，从而发挥毒杀作用。国内外大量的实验室和现场的研究和应用报告表明，苏云金杆菌血清型14对伊蚊幼虫的毒效最高。例如，将苏云金杆菌血清型14乳油按说明书滴入各种积水中，即可有效杀灭蚊虫幼虫。

四、成蚊杀灭技术

白纹伊蚊成蚊杀灭技术主要有化学方法杀灭成蚊、物理方法杀灭成蚊等。

(一) 化学方法杀灭成蚊

紧急情况下采用化学方法来杀灭成蚊，在所有居住区的室内和室外全面进行超低容量喷雾。常用药物为10%的氯菊酯乳油5 g/hm^2、10%的Es－生物烯丙菊酯·氯菊酯乳油5 g/hm^2。以宝世家洁为例，行超低容喷雾时无需稀释，可将商品药液直接加入药箱供喷洒使用。阴雨天时，应加强室内超低容量喷洒，在楼道、住户门防蚊纱窗等配合使用滞留喷洒。常用药物为7.5%的高效氯氰菊酯悬浮剂，有效成分为40 mg/m^3。对于废弃房屋、公园树林等消毒员不容易进入且有一定密闭的成蚊栖息环境，可选用热烟雾机喷洒灭蚊：用国产或进口的热烟雾机喷洒1%的氯氰菊酯烟雾剂（含有效成分9.5 mg/m^3），以超低容量液为例，可将商品药液直接加入药箱供喷雾使用。

1. 超低容量喷雾

通过杀虫器械，使液体杀虫剂形成千百万个微小的雾粒（小于50 μm），散布在一定空间内，杀虫剂雾粒直接接触蚊虫体表，将蚊虫杀死。这种方法的优点是杀灭速度快，可以在短时间内处理很大面积，适用于登革热和登革出血热等蚊媒病暴发流行时快速灭蚊。

（1）超低容量喷雾机的选择。超低容量喷雾机包括车载超低容量喷雾机、便携式超低容量喷雾机、烟雾机。其中，超低容量喷雾机要求其雾滴大于5 μm且小于20 μm。喷雾器械要与环境相匹配。车载超低容量喷雾机适合于外环境大范围成蚊速杀。便携式超低容量喷雾器适用于室内蚊虫速杀，以及室外车辆进不去地方的成蚊速杀，是车载超低容量喷雾机的补充。烟雾机穿透力强，适合于树林、竹林、灌木丛等植物比较密集地方的蚊虫速杀。

（2）超低容量喷雾杀虫剂的剂型。超低容量喷雾选择的杀虫剂剂型要与器械相匹配，一般选用高浓度的杀虫剂水乳剂、乳油或超低容量制剂来进行喷雾。经过特殊加工的水剂也可以用于超低容量喷雾，如水剂列喜镇等。可湿性粉剂、悬浮剂、微囊剂和水分散颗粒剂制剂不适合作为超低容量喷雾。

理想的超低容量溶剂应符合以下要求：①挥发度必须很低，粒子在空中的维持时间长。②溶剂必须对杀虫剂有很强的溶解力。③必须低黏度，易被粉碎成细小的粒子。④必须对植物无害。超低容量喷雾多用于外环境，不可避免地要接触一些植物，有的溶剂对部分植物的叶子有损害作用。

相对符合上述条件的溶剂有乙二醇、乙二醇醚等。脂肪烃，如除臭煤油等，对杀虫剂溶解力较差，但因价格较低，且来源方便，也常被采用，但使用时需要先用乙二醇将杀虫剂配置成母液，再用除臭煤油稀释到工作浓度。

（3）超低容量喷雾杀虫剂的使用参数。超低容量喷雾须按照制造商推荐的稀释倍数和有效成分使用量来进行喷洒。

（4）选择适宜的粒子。使用超低容量喷雾器械时，应根据防制对象的不同来选择适宜的粒子，这样可以减少药液的浪费，提高防制的效果。防制成蚊适宜的雾滴中值直径为 5 ～25 μm。

（5）计算喷雾移动速度。首先，根据说明书推荐的应用有效剂量、处理面积和药剂的浓度，计算总喷药量，并配置药液。

$$Q = (D/C) \times A \qquad (式2-2-1)$$

式中，Q：总喷洒量（单位：mL）；D：有效剂量（单位：ga. i/m^2）；A：处理面积（单位：m^2）；C：药剂浓度（单位：ga. i/mL）。其次，根据所用施药器械的流量、有效射程和每平方米的喷洒药液量，计算喷雾过程中的移动速度。

$$V = F/(q \times S) \qquad (式2-2-2)$$

式中，V：喷雾移动速度（单位：m/min）；F：流量（单位：mL/min）；q：喷洒量（单位：mL/m^2）；S：射程（单位：m）。以宝特星喷洒宝世家洁为例，建议移动速度为 60 m/min。

（6）充分利用粒子的漂移。充分利用粒子的漂移，可以延长有效喷幅，增大覆盖面积，提高工作效率。但当外环境风速超过 5 m/s 时，一般不能使用超低容量喷雾。

（7）顺风方向实施喷雾。在外环境喷雾时，应从下风向开始顺风实施喷雾，这样除了利用粒子的漂移外，也可以避免操作人员和喷雾器具受到杀虫剂的污染。

（8）选择适宜的喷雾时间。白纹伊蚊白昼都有活动，考虑到伊蚊的活动高峰期，最佳的喷雾时间为 7：00—10：00 和16：00—19：00。

（9）各种超低容量喷雾剂的喷洒流程。

A. 手提热烟雾机或背负超低容量喷雾机喷洒流程。

（A）工具准备。工具包括可以用作热雾或超低容量喷雾的杀虫剂以及手持热烟雾机或背负超低容量喷雾机。

（B）操作步骤。①确定需要处理的区域大小，以及景观类型，如住宅、街道、草坪或灌木等。②根据上述分析，选择采用手提热烟雾机，还是车载热烟雾机。③根据上级主管的判断，准备可用的杀虫剂，计算剂量，计算区域面积和所需要的杀虫剂的用量。④选择在6：30—8：30，或在傍晚进行处理。⑤在静风条件下处理，风速为3～13 km/h。⑥选择手提式热烟雾机，调节流量为30 mL/min，启动热烟雾机或超低容量喷雾机，按照60 m/min的步伐行走，保持从下风向到上风向处理。⑦处理住户室内，从门前或窗户喷入热烟雾。在处理过程中，应打开卧室的门。处理后应关闭房间门窗。⑧处理室外，直接对蚊虫可能的栖息地点进行喷雾，如树丛、封闭的下水道和树荫下等。

（C）注意事项。应事先告知居民，将食物覆盖，移走宠物，熄灭火源。操作者应穿防护服，佩戴防毒面具或眼镜。在操作手提式热烟雾机时，应按照生产商提供的操作指南进行。

B. 车载热烟雾机或车载超低容量喷雾机喷洒流程。

（A）工具准备。工具包括可以用作热雾喷洒的杀虫剂以及车载热烟雾机或车载超低容量喷雾机。

（B）操作步骤。①确定要处理的区域大小，以及景观类型，如住宅、街道、草坪或灌木等。特别需要处理区的道路地图。②根据上级主管的判读，准备可用的杀虫剂，计算剂量，计算区域的面积和所需要的喷射剂用量。③将处理区建筑物和房屋的门窗都打开。④车速保持在6～7 km/h，发动热烟雾机或超低容量喷雾机，杀虫剂的喷雾调整在500 L/min，喷幅调整至50 m。⑤喷烟保持在与水平成45°的仰角。⑥自下风向开始喷洒，车行方向与风向垂直，沿住宅道路，行车进行喷雾。

2. 滞留喷洒

滞留喷洒主要以粉粒或药膜的方式覆盖在拟处理的物体的表

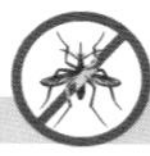

面上，以维持其持久药效的药剂喷洒方式。采用喷雾方法，将药液喷洒至靶物体表面，呈现一层均匀而不流淌的液滴。选择持效活性、有触杀作用、对白纹伊蚊敏感的杀虫剂。

可根据拟处理面积的大小或高度来选择喷雾器——压缩喷雾器或激动泵式喷雾机。喷嘴器或喷雾机的部件应齐全，功能应正常，安装应正确。背负式喷雾器在装药前，应在喷雾器皮碗及摇杆轴处（气室内置的喷雾器应在滑套及活塞处）涂上适量的润滑油。压缩喷雾器在使用前应检查并保证安全阀的阀芯运动灵活，排气孔畅通。机动喷雾机的调压阀应灵活可靠。药箱内添加清水至正常使用允许容量，并至少加压至 170 kPa。喷嘴应雾化良好，且各连接处应无漏液，喷嘴和开关阀门无滴水或堵塞。喷雾器或机动喷雾机应无漏气、漏液。将喷嘴放入广口（容量≥2 L）的计量容器内，在无泄漏的情况下，准确持续喷雾 1 min，计量喷头喷量，并记录。实验重复 3 次以上，求其平均数，以作为该喷雾器或喷雾机喷头的喷量。对拟处理现场进行勘察，按拟处理靶物表面性质分别测量出应处理面积。计算拟靶物表面喷雾至挂流的吸水量。

$$\text{拟靶物表面喷雾至挂流的吸水量} = \text{每分钟喷洒量} \times \text{喷洒时间} \div \text{处理面积} \qquad (\text{式}\ 2-2-3)$$

合理控制喷洒人员的喷洒速度，使喷洒速度以刚刚喷雾至挂流为宜。喷洒时采用扇形喷雾嘴，喷头离墙面 45 cm，每喷幅间应有 5 cm 重叠。先从顶部到地面，由上而下地喷洒，向一侧跨步后再由地面到房顶由下向上地喷洒。如此反复，直至完成靶物体表面喷洒。对白蚊伊蚊的滋生地、栖息地行全面性滞留喷洒。

当发生登革热疫情时，应对核心区以及医院等重点场所进行滞留喷洒。

（1）喷洒重点部位。喷洒重点部位为在核心区范围内重要的蚊虫滋生栖息场所，如周围绿化带、阴凉场所，公共场所卫生状况差的绿化带、社区卫生死角，收治病人医院病房的纱门纱窗及周围环境等。

（2）滞留喷洒的喷雾器。选择压缩喷雾器、机动泵式喷雾机、背负式手动喷雾器或踏板式喷雾器，可根据拟处理面积的大小或高度选择单用或兼用。

（3）杀虫药剂的选择原则。选择高效、低毒、环境友好，靶标病媒生物敏感的杀虫剂。剂型选择原则为：①对于吸收表面，如灰质面、水泥面等，可选用可湿性粉剂；②对于半吸收表面，如漆面、木质面、壁纸面等，可选用悬浮剂；③对于不吸收面，如硅酸盐玻璃面、大理石面等或某些特定场所，可选择乳油、微乳剂等。常用杀虫剂参考广州市爱卫办采购平台。

（4）器械准备。①喷雾器或喷雾机的部件应齐全，功能正常，安装正确；②药箱内添加清水至正常使用允许容量，并加压到工作压力，检查并试喷，看喷嘴是否雾化良好，且各连接处应无漏气漏液，喷嘴和开关阀门无滴水或堵塞；③将喷嘴放入广口的计量容器（容量≥2 L）内，在无泄漏的情况下，准确持续喷雾 1 min，计量喷头喷量，并记录。试验重复 3 次以上，求其平均数，以作为该喷雾器或喷雾机喷头的喷量。

（5）喷洒方法。根据拟处理靶标物体表面性质，按额定压力，喷雾至挂流，并准确计时，计算靶标物体表面的吸水量。喷洒人员的喷洒速度以达到应用剂量并与靶标物体表面吸水量相匹配为宜。

（6）处理频率和效果评价。滞留喷洒可根据不同药物的性质来确定处理频率。长效杀虫剂，可每 1 ～3 个月处理 1 次。完成滞留喷洒工作后，每间隔一段时间，采用《病媒生物密度监测方法》（GB/T23797—2009）中栖息蚊虫捕捉法来进行控制效果调查，以评价控制效果。

控制效果评价标准为：密度下降的评价界点为 70%。当密

度下降率低于70%时，说明处理效果不明显，需调整使用的杀虫剂类型来再次处理。

（二）物理方法杀灭成蚊

1. 器械捕杀和人工捕捉

（1）利用电蚊拍捕杀。

（2）利用人工捕捉或拍打。利用各种蚊拍、捕蚊瓶、捕蚊笼、粘蚊纸等来捕捉、拍打蚊虫。

2. 诱集与诱杀

灯光诱杀的灯具有黑光灯杀虫灯、频振式杀虫灯。

五、载玻片摆动技术

载玻片摆动技术用于采样、测定喷雾直径大小。方法为：用1 m长棍子的顶端附着的夹子夹住载玻片，工作人员站在一边，离喷嘴1～2 m，摆动载玻片，使其在雾中通过。通常，同时采5份样品，至少有200个雾滴，然后，在显微镜下观察。将一个显微镜计数尺放置在目镜中，用放大的测微尺进行校准。载玻片上由雾滴产生的小坑的直径通过比较标尺测出，可采用扩散因子进行转换，获得雾滴实际大小的值。例如，氧化镁的扩散因子是0.86，当雾滴大小产生的小坑直径为10 μm时，雾滴粒径大小为$10\times0.86=8.6$（μm）。

六、超低容量喷雾器校准方法

超低容量喷雾设备需要定期校准、维护和维修，由专人负责，做到使用和维护的责任权利统一。车载超低容量喷雾机通常是运转25 h以后，或在任何大的维护时，或当超过1个月未使用时，需进行喷雾器的雾滴大小测量，并进行设备校准。同理，如果换用杀虫剂，也需要重新校准。

每一种杀虫剂都有独特的物理、化学特性和生物学效力，杀虫剂制造商推荐不同剂量以用于特殊的控制场所和靶标品种。因此，必须对每一台机器针对特定杀虫剂进行校准，以保证正确的杀虫剂喷洒量。

（1）标准内容。在雾滴大小确定的情况下，喷雾器的流速（表示每一单位时间机器的喷洒量）、车辆行驶速度（表示车辆行驶，或步行速度，或手持设备来行走每个房间所需的速度）、有效喷雾和杀虫剂单位面积的使用剂量是决定喷雾器效果的 4 个关键指标。确定了其中的 3 个指标，可以求其第 4 个指标，计算公式为：

$$A = B \times C \times D \div 600 \qquad (式 2-2-4)$$

式中，A：喷雾器的流速（单位：L/min）；B：车辆行驶速度（单位：km/h）；C：有效喷幅（单位：m，按照 GB/T27781 的挂笼法来测试喷雾器的有效喷幅，车载超低容量喷雾器的有效喷雾大多为 50 ～ 100 m）；D：每一制造商推荐的杀虫剂单位面积使用剂量（单位：L/hm^2）。

（2）室外施用（车载超低容量喷雾机）。如果轨迹间隔为 50 m、车行速度为 12 km/h，那么，50 m × 12 000 m/h，即每小时处理 600 000 m^2，相当于每分钟 10 000 m^2（即 1 hm^2）。

如果杀虫剂标签上推荐用量为每公顷需用 0.5 L UL 制剂，流率应当调节到每分钟喷洒 0.5 L。

（3）室外施用（手持或背负超低容量喷雾机）。在使用手持设备时，步行速度为 60 m/min，轨迹间隔为 10 m，每分钟喷洒 600 m^2，即每分钟喷洒 0.06 hm^2。

若用药量为 0.5 L/hm^2，则流率应当为 30 mL/min（500 mL × 0.06）。

（4）室内施用。室内施用设备的调节通常按照每一个房屋或房间的剂量进行，因此，必须计算每一个房屋或房间所需要喷洒的时间。

对于一个流率为20 mL/min 的设备，若房间面积是0.04 hm^3 (即400 m^2)，则用药量是0.5 L/ hm^3，喷洒1 min。

(5) 测定流率。测定空间喷洒设备流率需要1个秒表和1个量筒。①启动机器，以便马达的速度能够提供恰当的杀虫剂罐压力，在有效的时间内使药液进入药罐与喷嘴之间的管子。②如果可能，将排除管与喷雾器头分离，并放置在同一水平位置。③将喷雾器开关置于开启位置，喷洒1 min。④液体收集在量筒内或在壶中，然后，将其转移到量筒内，流率用每分钟的毫升数来衡量。

因为机器上的流量计或仪表不太够精确，所以，完全依赖流量计或仪表是很不妥当的。机器的校准应当定期进行。通常是运转25 h后，或在任何大的维护时进行校准。如果换用杀虫剂，也需要重新校准。对于杀虫剂的任何改变或大的操作条件的改变，都应当通过采样来测定可以接受的雾滴大小。

(6) 简易流率测定法。①标记罐中药液的高度，喷洒1 min，测量需要注入罐中到原来高度的液体容积；②在空罐中加入已测定容积的杀虫剂，测量喷出这些液体所需要的时间。

第三章　灭蚊周记

一、灭蚊周记制度运行机制

基层单位的日常工作是环境治理的根本，而灭蚊周记制度则是推动基层单位开展日常防蚊灭蚊工作的有效手段。通过使用灭蚊周记，指导并督促各基层单位（如社区、物业小区）做好本单位内日常防蚊灭蚊工作，及时清除积水和蚊虫滋生地，从而预防登革热。其具体运行机制如下。

（1）编印针对不同区域和单位的具体防蚊灭蚊操作指引和工作表格，并颁布、推广到各基层单位，用于指导其落实日常蚊媒控制措施。基层单位一般包括各村（社区）、各机团单位、各医疗机构、各学校、各公园、各工地、各物业小区、各港口等。

（2）基层单位应指定专人负责防蚊灭蚊工作，具体应根据灭蚊周记的工作指引，每周开展辖区内或单位内的各项防蚊灭蚊工作，应每周至少开展1次辖区内全覆盖蚊媒滋生地检查清理。

（3）灭蚊周记是考核评估基层单位防蚊灭蚊工作开展情况的依据。每周填写1次灭蚊周记，由负责人将各项防蚊灭蚊工作信息全面准确地填入。每周填写的周记表应装订成册以备查。

（4）各基层单位相应的行政主管部门应定期开展抽查，检查各基层单位灭蚊周记完成质量，指出存在问题，并督促整改，确保灭蚊周记制度的运行质量。

二、灭蚊周记登记内容与操作指引

（1）检查日期。检查日期为检查与处理的当天日期（月、日）。

（2）检查范围。检查范围包括在室内环境检查的房间数，合计检查的室内环境面积；也包括在室外环境累计检查的面积和折算之后的标准间（每 15 m^2 折算为 1 个标准间）数。

（3）检查内容。检查并登记室内外存在的各种积水和阳性积水。白纹伊蚊滋生地主要为各种小型或容器积水，包括室内和室外多种人工和（或）天然的静滞小水体。常见的滋生地可参考附表，有其他未列出的积水可在其他积水中写出。对应各类积水，均需填写所检查到的积水数量、发现有蚊虫滋生的阳性积水数量及采取的控制方法。若未发现相应的积水，积水宗数也应记录为“0”。

（4）灭蚊情况登记。灭蚊情况登记包括登记本周是否组织喷洒灭蚊。若是，则应进一步登记用药名称、用药数量和药物喷洒面积。

（5）检查人和责任人签名。检查人为医疗机构具体实施检查和控制的人员，责任人为医疗机构法人代表。

（6）积水的及时清理。对于检查中发现的积水、阳性积水和蚊子，应采取即时行动以及时清除，并在下一周的巡查中重点巡查上一周所发现的积水清理效果以及成蚊杀灭效果。对于未能立即清理的积水或成蚊，检查人员应及时向单位领导汇报，以及时协调人力物力开展清理。

第四章　病例监测与发现

一、病例监测

（一）可疑病例定义

发热（腋下体温大于等于38 ℃），满足以下条件2项及以上者，且不能明确诊断为其他疾病者为可疑病例：①明显疲乏；②头痛；③眼眶痛；④肌肉痛或骨关节痛；⑤颜面或胸部皮肤潮红；⑥结膜充血；⑦皮疹；⑧出现出血症状（有皮肤黏膜出血点、鼻衄、牙龈出血、咯血等）；⑨白细胞计数进行性降低或低于4.0×10^{9}个/升；⑩血小板计数低于100×10^{9}个/升。

（二）监测方法

（1）登记。各级各类医疗机构在发现可疑病例后，做好病例登记，登记内容为：①病例基本信息，如姓名、性别、年龄、联系电话、现住址等；②发病情况，如发病日期、主要症状、流行病学史概况等。

（2）采样送检。立即采集可疑病例血液标本送检，采样及样本保存、运送见本书第二编第四章三。

（3）检测。登革热相关项目检测具体见本书第二编第四章二、1. 和2. 。

（4）疫情报告。各级各类医疗机构在诊断可疑病例为登革热病例（疑似、临床或实验室诊断病例）后，需在24 h内填写

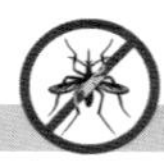

报告卡并进行网络直报。不具备网络直报条件的应在诊断后 24 h 内寄出传染病报告卡，县（区）级疾病预防控制机构收到传染病报告卡后，应立即进行网络直报。

医疗机构若发现患者出现严重出血、休克及重要脏器损伤等临床表现，应诊断为重症登革热，并应在传染病报告信息管理系统（即网络直报系统）传染病报告卡的备注栏注明“重症”。辖区疾病预防控制机构负责对病例的分型诊断报告进行督促和审核。

以县（区）为单位，在近 5 年首次发现病例者，应通过突发公共卫生事件信息报告管理系统进行事件报告。

（5）实验室核实诊断。县（区）级疾病预防控制机构应对输入性病例、早期散发病例、暴发疫情早期病例、重症登革热、死亡病例，以及为查明疫情性质和波及范围而确定的病例来开展实验室核实诊断。检测结果应及时反馈医疗机构，督促其在网络直报系统的传染病报告卡中对“病例分类（疑似病例、临床诊断病例和实验室诊断病例）”进行订正报告。

二、根据不同的临床病程选择检测方法

登革病毒急性感染确诊方法依赖于病程所处的时间。一般病毒成分、复制产物及特异性抗体可检出时期见图 2 – 4 – 1。

1. 病原学检测

病原学检测主要适用于急性期血液标本。

（1）抗原检测。一般在发病后 7 天内血液标本 NS1 抗原检出率高，适用于现场快速检测，可用于早期诊断。

（2）核酸检测。一般发病后 5 天内血液标本病毒核酸检出率高。在病人血清中检出病毒核酸，可确诊并能够分型，可用于早期诊断，但核酸检测容易因污染而产生假阳性，因此，要求严格分区操作。

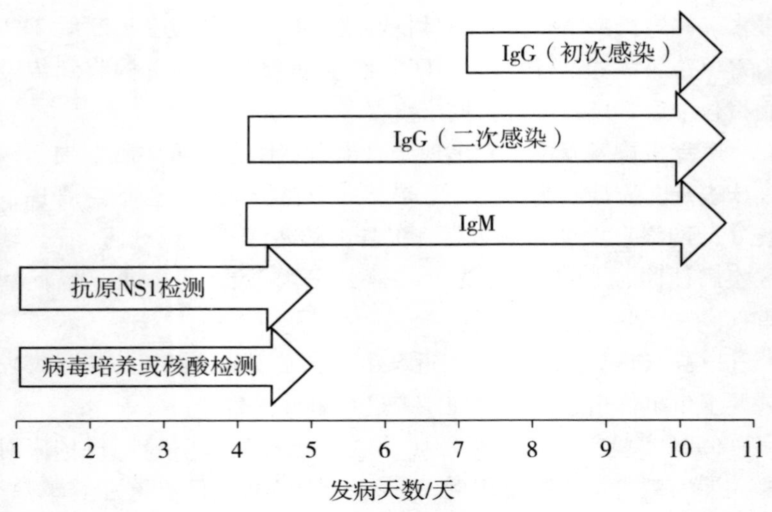

图2-4-1　登革热的实验室诊断

（3）病毒分离。一般发病后5天内血液标本病毒分离率较高。将标本接种于蚊源细胞（如C6/36）或哺乳动物细胞（如BHK21、Vero）进行分离培养。出现病变以后，用检测抗原或核酸的方法鉴定病毒。分离到登革病毒可以确诊，但其耗时长，不适于快速诊断。

2. 血清学检测

血清学特异性抗体检测主要适用于发病5天以后血液样本，但需注意可能与其他黄病毒感染发生交叉反应。

（1）血清特异性IgM抗体。采用ELISA、免疫层析等方法检测。IgM抗体为阳性，提示患者可能新近感染登革病毒，适用于登革热早期诊断，但单份标本不能确诊。

（2）血清特异性IgG抗体。采用ELISA、免疫荧光、免疫层析等方法检测。患者在恢复期内血清IgG抗体阳转，或其滴度较急性期呈4倍及以上升高均可以确诊。

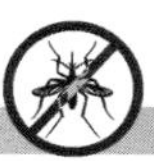

（3）中和抗体。采用空斑减少中和实验、微量中和实验等方法检测，可用于分型。患者在恢复期血清中和抗体阳转，或其滴度为急性期的4倍及以上升高者可以确诊。

3. 登革热疑似病例和临床诊断病例实验室检测流程

登革热疑似病例和临床诊断病例实验室检测流程见图2－4－2。

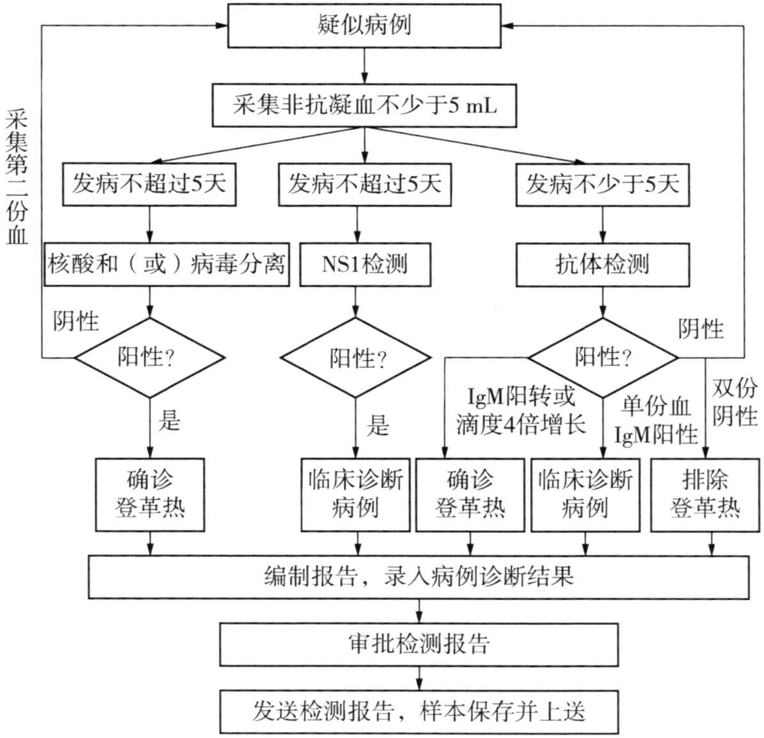

疑似病例
采集非抗凝血不少于5 mL
采集第二份血
发病不超过5天
发病不超过5天
发病不少于5天
核酸和（或）病毒分离
NS1检测
抗体检测
阴性
阳性?
阳性?
阳性?
阴性
是
是
IgM阳转或滴度4倍增长
单份血IgM阳性
双份阴性
确诊登革热
临床诊断病例
确诊登革热
临床诊断病例
排除登革热
编制报告，录入病例诊断结果
审批检测报告
发送检测报告，样本保存并上送

图2－4－2　登革热疑似病例和临床诊断病例实验室检测流程

三、临床标本的采集、保存与运送

1. 血清标本的采集和处理

尽量采集患者急性期和恢复期双份血清，分别用无菌非抗凝管来采集静脉血 5 mL，分离血清。恢复期和急性期间隔时间为 2 ～3 周。将采集的血液室温静置 1 h 后，在 4 ℃条件下放置 2 h，以 3 000 r/min 的速度离心 15 min，将血清吸入带螺旋盖、内有垫圈的冻存管内，分装为 2 份，标记清楚后，低温保存，其中的一份用于现场实验室检测，另一份用于上级预防控制机构复核。

2. 血清标本的保存、运送

若采血后，现场没有条件分离血清，则应将标本于 4 ℃，并在 24 h 内于 2 ～8 ℃条件下运送至实验室以分离血清。如果不能及时运送，运送前应将标本保存于 －20 ℃冰箱，运送时采用干冰或低温冷藏运输。不能及时检测及需要长期保存的标本应在 －70 ℃以下的条件下保存。未检测血液标本可在 4 ℃以下的条件下保存不超过 48 h，在 －20 ℃以下的条件下保存不超过 1 周。尽量避免反复冻融，样本保存和运输应遵守国家相关生物安全规定。

第五章　健康教育及个人防护

一、登革热健康教育

1. 健康教育内容

登革热健康教育的核心内容如下。

（1）登革热。登革热指由带有病毒的蚊子叮咬人而传播的疾病，主要症状为高热、头痛、肌肉痛、骨骼关节痛、后眼眶痛和皮疹。

（2）防蚊。倡导居民安装纱窗、纱门、蚊帐等防蚊设施。

（3）灭蚊。家中常备杀虫剂，适时实施家居环境灭蚊处理。

（4）清积水。引导居民识别各种积水类型，养成至少每周检查并清除 1 次家居环境及室外积水的习惯。

（5）及时就医。提醒居民出现上述症状时及时就医，并主动报告外出史。

（6）风险提示。在登革热流行季节或疫情时期应告知蚊媒密度评估情况及当前疫情。

（7）个人防护。提醒居民在外出活动或到登革热流行区旅游时应预防蚊虫叮咬，如穿浅色长袖衣裤，使用蚊虫驱避剂，挂好蚊帐，户外活动时在避免在树荫、草丛等蚊虫较多的地方逗留过久。

2. 宣传方式

各居委（村委）应结合社区（村）经济条件和环境布局，选择适宜的宣教形式，开展日常防蚊灭蚊宣传和登革热健康教育活动。在蚊媒密度较高、登革热流行季节或疫情时期，应加大宣传力度，运用多种手段、多管齐下，加强宣传频次和扩大覆盖面。此外，对学校、医疗机构、旅游场所、流动人口聚居地（如城中村、工地）等场所中的人群应进行重点宣教。

常用的健康教育资料包括宣传折页、传单、海报、招贴画及横幅等，可通过如下几种途径进行。

（1）设置宣传栏、科普画栏。宣传栏、科普画栏包括墙报、宣传橱窗、宣传展板、LED 屏幕等，设在居民经常走动或聚集的地方，如小区道路两侧、社区文体活动中心、基层医疗卫生机构候诊室、输液室或收费大厅的明显位置等。

（2）张贴海报、招贴画及风险告知书等。在居民楼道、电梯口及街口张贴海报、招贴画及风险告知书等。

（3）设置横幅。将横幅设在街口、小区道路两侧等居民经常走动或聚集的地方。

（4）摆放宣传折页，播放宣传动画、视频等。在基层医疗卫生机构候诊区、诊室、咨询台等摆放宣传折页，播放宣传动画、视频等。

（5）现场宣传。例如，设置科普摊位，开展公众健康咨询活动，发放宣传资料。

（6）入户宣传。在入户过程中主动向居民告知疫点当前的登革热疫情和感染风险，发放宣传资料、防蚊灭蚊用品等。

（7）手机、网络媒体宣传。发送手机短信以提示风险，在小区业主论坛或群、微信、微博等社交媒体推送科普文章，开展有奖问答活动等。

（8）其他登革热主题宣传活动。例如，招募大学生志愿者，

在登革热流行季节进行相应的宣传志愿活动。

二、登革热个人防护

登革热主要通过伊蚊叮咬传播，不会出现人传人。目前，市面上尚无特殊治疗药物和有效疫苗。工作人员在现场处置过程中，应做好个人防护，穿着浅色长衣和长裤，并于外露的皮肤及衣物上喷涂驱蚊药物。进出疫区后，一旦出现发热、肌肉关节疼痛、皮疹、结膜牙龈出血等症状应及时就医。具体的主要防护措施如下。

（1）抹趋避剂。对于双手、颈部、颜面等暴露部位，可涂抹酊剂、霜剂、膏剂等类型驱避剂。一次涂用可保护 3 ～5 h。

（2）披防蚊头网或戴防蚊帽。用特制的棉质头巾状纱网或面纱浸渍驱避剂，披于头部，可防双翅目昆虫的侵袭。

（3）止痒剂。吸血昆虫刺叮骚扰后，可能因瘙痒而抓破皮肤，容易引起继发性感染。常用止痒剂包括清凉油、炉甘石薄荷酚等。

（4）窗纱灭蚊涂料。利用蚊虫早晚进出室内外的时机，将杀虫药制成窗纱涂料，涂抹于窗纱上，早晚进出的蚊虫停留于窗纱接触杀虫药而中毒死亡。

（5）蚊帐浸药。该措施可起到防止隔帐叮刺的效果，常用 2.5% 溴氰菊酯乳剂，或用 5% 顺式氯氰菊酯，按每平方米 25 mg 原药的剂量，加适量清水混匀后揉渍于蚊帐上，使之均匀分布，晾干即可使用。持效 2.4 个月左右，二氯苯醚菊酯的效果相同。

第三编　应急处置技术

第一章　流行病学调查技术

一、病例流行病学调查

（一）调查对象

病例调查的对象主要包括散发病例（输入病例及本地病例）、暴发疫情早期病例（不少于5例）、重症病例、死亡病例，以及为查明疫情性质和波及范围而确定的病例。相关病例及疫情定义如下。

（1）登革热暴发。在一个最长潜伏期（14天）内，在人口相对集中的地点（如一个社区、居委会、村庄、学校或其他集体单位等），发生3例及以上本地感染登革热的，为登革热暴发。

（2）输入病例。输入病例包括境外输入病例和境内输入病例两类。境外输入病例指发病前14天内到过登革热流行的国家或地区的病例；境内输入病例是指发病前14天内离开本县（区）

（现住址），到过本县（区）外的境内登革热流行地区的病例。

（3）本地病例。发病前14天内未离开本县（区）（现住址）的登革热病例为本地病例。

（二）病例调查

1. 调查人员培训

社区卫生服务中心工作人员在病例调查前应开展问卷内容培训，确保调查人员熟悉个案调查的内容，并统一调查项目的含义和填写方法。在调查过程中的问题应口语化，清晰易懂。做好调查问卷的质量控制，发现有缺项与错项应及时联系补充或者改正。

2. 调查内容

可采用“登革热流行病学个案调查表”（附件7）来开展病例调查，内容包括病例基本信息、发病时间、就诊时间、现住址、工作地点、活动地点及经过等个人和疫点识别信息、发病及就诊经过、临床表现、流行病学史、蚊媒叮咬，防蚊灭蚊情况、临床实验室检查（如血常规等）及初步实验室检测结果（如血清学、病原学等）等。

3. 调查方式

在进行个案调查时，应对病例展开面对面访谈调查。如果病例无法接受访谈调查，可调查病例的亲友等知情人员。临床信息和实验室检测结果应通过向接诊病例的医生和医院机构询问来获取。应详细完整填写附件7。重要流行病学线索在附件7中没有设置的，需在备注中注明。

4. 调查重点

（1）发病及临床表现。了解病人的发病情况、临床表现和就诊经过，协助其进行登革热病例的诊断，及时发现重症病例。着重了解病例有无发热，最高体温、关节痛、皮疹出现及持续的时间、部位、形状及有无出血等。

（2）发病前后的活动情况。登革热为蚊媒传播的疾病。了解患者发病前后的活动史可以探明可能的感染地，及时标定风险地，有利于相关部门迅速开展疫情处置措施，防止疫情扩散。重点调查病例发病前 2 周至发病后 5 天的活动地点，着重询问病例的旅行史、蚊媒叮咬史等，并据此判断病例是输入性病例还是本地病例。对于境外输入病例，应详细调查入境后活动情况、就诊经过等。尤其需要关注指示病例、本地感染首例或暴发疫情首批病例活动史，病例发病前其活动地是否有类似病人，尤其是来自登革热流行区的人群出现（例如，调查某区某年首例本地病例同一栋楼或同单位近期是否有前往东南亚旅行者），寻找可能的输入病例，查找可能的传染源。

（三）调查报告撰写

在完成病例调查后，应尽快完成调查报告（附件 8）的撰写。调查报告的内容如下。

1. 题目

指名现场调查的地点及主要内容。其基本格式为“关于 × × × 的调查报告”。

2. 前言

介绍本次调查的由来与背景、目的和意义。说明现场调查的目的、任务来源、调查的地点和时间、参加人员、调查方法、调查工作经过及调查处理结论等。

3. 正文

调查报告的主体主要包括：①发病及就诊经过：患者基本信息（如性别、年龄、住址、工作的单位等）、发病过程（如发病时间、首发症状）、就诊经过（如门诊、住院检查、用药情况）等；②登革热病毒检测结果；③流行病学调查情况：患者发病前 2 周活动史及疫点环境调查；④初步结论；⑤已采取措施：病例的隔离诊治、蚊媒评估、疫情处置、入户情况、外环境滋生地清

理和成蚊灭杀、病例搜索和应急监测、疫点督导与评估工作等；⑥疫情风险评估；⑦下一步工作意见：目前存在的问题及针对问题需要采取的措施，提出的建议要符合当地的客观实际，具有较强的可操作和实现的可能性。

4. 落款

落款包括署名和日期。登革热的病例调查报告通常是向政府、同级或上级卫生行政部门和上级疾病预防控制机构汇报，因此，署名通常为直接负责本次调查的单位，如社区卫生服务中心名称。另外，应在调查报告的末尾署上调查报告撰写的日期。

报告撰写可参见附件8。

二、病例随访

病例随访是指以面访或者通讯调查的方式，对居家隔离病例及共同暴露者或密切接触者进行跟踪调查，以了解跟踪对象的疾病发展状况。

（一）随访对象

1. 居家隔离病例

拒绝住院隔离、由接诊医院转至其现住址所在地的，或者门诊确诊后拒绝住院隔离的，在社区卫生服务中心医务人员指导下进行居家隔离的登革热病例。

2. 病例接触者或共同暴露者

病例接触者或共同暴露者指发病前25天至病例传染期结束前，与病例有过密切接触或共同暴露的人群，如家人、同事、曾拜会或相聚的亲戚朋友等。若为输入病例，则应根据其旅行史信息（如旅行社名称、导游姓名等），对同一旅行团的所有团员或同行人员开展初步的可疑病例搜索。

（二）随访病例登记造册

社区卫生服务中心应对辖区内所有居家隔离的登革热病例及

共同暴露或密切接触者进行登记造册，建立附件 9 和附件 10，了解病情变化，及时提醒病例复/就诊，记录每日体温情况、自我隔离情况、是否已配备防蚊设施等。

（三）随访方式及主要内容

社区卫生服务中心工作人员应每日上门或进行电话随访。对于居家隔离病例，应了解病例病情变化，必要时要求病例复诊。对于共同暴露或密切接触者，应重点关注随访对象是否出现发热、头痛及眼眶痛等症状。

（四）随访时间

对于居家隔离病例，随访期限为至病例病程超过 5 天且热退后 24 h。对于共同暴露或密切接触者，须为接触之日至第 25 天。

（五）异常处理

如果居家隔离病例持续发热 3 天以上未退，并出现出血（牙龈出血、便血、咯血等）、持续呕吐、病情加重等，应尽快复诊；如果共同暴露或密切接触者出现发热（24 ～ 36 h 内达 39 ～ 40 ℃），较剧烈的头痛、眼眶痛、全身肌肉痛、骨关节痛及明显疲乏等，均应对其采血以送检。

第二章 登革热病例管理技术

一、登革热病例管理

（一）留院观察病例的管理

1. 留院观察病例定义

发热（腋下体温不低于 38 ℃）伴白细胞数量不超过 4.0 × 10^9 个/升，同时满足以下条件 1 项及以上，且不能明确诊断为其他疾病者：①明显疲乏；②较剧烈的头痛；③眼眶痛；④肌肉痛及骨关节痛；⑤颜面或胸部皮肤潮红；⑥结膜充血；⑦皮疹；⑧出血症状（皮肤黏膜出血点、鼻衄、牙龈出血、咯血等）；⑨血小板数量低于 100 × 10^9 个/升。

2. 留院观察病例的处置

（1）均须立即对留院观察病例落实留院观察，强制落实防蚊隔离。

（2）根据留院观察病例实验室检测结果和临床表现，按照《登革热诊断标准》（WS216—2018），进行疑似病例、临床诊断病例和实验室诊断病例诊断，并按照相关规范进行疫情的网络直报，同时，将病例转送至定点医疗机构以进一步进行隔离治疗。若根据实验室检测结果和临床表现，排除了登革病毒感染，可停止留院观察。

（二）社区病例的管理

如病例不符合留院观察病例的定义，但结合实验室检测结果和临床表现仍诊断为登革热确诊病例的，由收治医疗机构转介至病例现住址所在社区卫生服务中心。病例应在社区卫生服务中心医务人员指导下进行居家隔离。社区卫生服务中心应对辖区内所有居家隔离的登革热确诊病例进行登记造册，开展随访，直至痊愈，具体见本书第三编第一章二。

二、重症与死亡病例诊断与管理

1. 重症病例的预警指征

（1）高危人群。高危人群包括：二次感染患者；老人或婴幼儿；肥胖或严重营养不良者；孕妇；伴有糖尿病、高血压、冠心病、肝硬化、消化性溃疡、哮喘、慢阻肺、慢性肾功能不全等基础疾病者。

（2）临床指征。临床指征包括：退热后病情恶化；腹部剧痛；持续呕吐；血浆渗漏表现；嗜睡、烦躁；有明显出血倾向；肝大超过 2 cm；少尿。

（3）实验室指征。实验室指征包括：血小板快速下降；HCT 升高。

2. 重症病例的诊断

有以下情况之一者，被判断为重症病例：①严重出血，包括皮下血肿、呕血、黑便、阴道流血、肉眼血尿、颅内出血等；②休克；③出现重要脏器功能障碍或衰竭：肝脏损伤（ALT 和/或 AST 含量超过 1 000 IU/L）、ARDS、急性心功能衰竭、急性肾功能衰竭、脑病（如脑炎、脑膜脑炎）等。

3. 重症病例和死亡病例的管理

（1）成立全市登革热临床救治专家组，并指定登革热重症病例至定点收治医院。

（2）各级各类医疗机构应密切关注收治的登革热确诊病例病情变化。符合重症病例的预警指征者，应立即将其转送至重症病例定点收治医院以进一步治疗。

（3）登革热重症病例定点收治医院，对收治的病例应做好病例登记，每天向当地市级卫生行政部门及疾病预防控制中心报告病例病情转归。对于确诊为重症病例者，应立即向当地市级卫生行政部门及疾病预防控制中心报告。

（4）对于收治的登革热确诊病例中的死亡病例，各级各类医疗机构应立即向当地市级卫生行政部门和疾控中心报告，同时，按照有关规范，进行传染病卡的订正报告。

三、医院内感染控制

登革热是由登革病毒经伊蚊传播引起的急性虫媒传染病，患者和隐性感染者为主要传染源，灭蚊、防蚊是预防与控制登革热医院感染的主要措施。医疗机构要制定医院感染预防与控制的制度，进行全员培训。

1. 防蚊隔离

（1）设置独立病区收治，设置防蚊病房。要阻断蚊子传播登革热，防蚊设施十分重要，隔离病区所有病房安装纱窗、纱门，给每个患者提供蚊帐，建议空调管道边的缝隙、厕所窗、病区大门也装上纱窗。

（2）住院患者应限制室内活动，不得随意到病区以外的区域活动。给患者穿长袖衣服和长裤，减少暴露的部位，睡觉前挂好蚊帐，避免蚊子叮咬。

（3）尽量不设陪护。告知探视者要穿长衣长裤，并限制停留时间。

（4）解除防蚊隔离标准。病程超过 5 天，并热退 24 h 以上

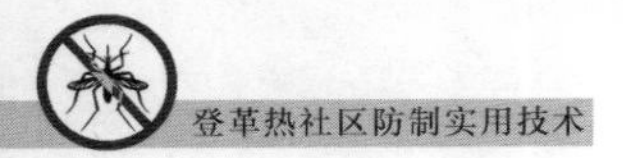

才可解除防蚊隔离。

2. 防蚊灭蚊

防蚊灭蚊是预防登革热的根本措施，医疗机构防蚊灭蚊工作目标是：消除医院辖区范围内蚊子的滋生地方，落实灭蚊防蚊措施。

（1）医疗机构应指定专人负责医院内防蚊灭蚊工作，负责制订医疗机构灭蚊计划，落实灭蚊周记制度。

（2）检查人员负责检查本院范围内环境整治工作，登记每周发现的问题，并在下次检查时跟进上周发现的问题，检查防蚊措施的执行情况。

（3）开展健康教育，开展院内爱国卫生运动。动员大家进行翻盘、倒灌、清除积水（主要是室内容器的积水，如水生植物、花盆、垫盆及室内外小型积水）、疏通沟渠、管好各自科室的清洁卫生，清除医院周围环境的杂草。

（4）特殊环境加强环境整治。凡是有插花的科室和病房每周更换清水 2 次；统一安排时间，全员各科室每周下班前用灭蚊片熏蚊 1 次。

（5）设专人重点负责病房与医院环境的灭蚊工作，发现有蚊子随时喷杀。灭蚊时要注意个人防护，必须戴口罩、帽子、手套，穿工作服、水鞋。

3. 医务人员的防护

收治病区的医务人员必须穿长衣长裤，一定要在休息室放蚊帐、点蚊香，在医生值班房安装纱门和纱窗。医生在接诊行医时要落实标准预防。医务人员出现发热时必须上报医院感染管理科，以排查登革热。

4. 加强监督管理

加强培训工作，并对登革热的相关知识进行考核。各项防控

措施的落实有赖于管理制度的落实。在登革热流行期间，各科应明确职责，医务科、医院感染管理科、护理部等到病房检查，特别注意房门、纱窗是否关好，入室制度、患者和家属管理是否到位，消毒隔离防护措施是否落实。

第三章　现场应急处置技术

一、疫点的确定与疫情处置工作的启动

基层单位应在登革热疫情出现前做好疫情处置预案，建立稳定的疫情信息传递渠道。对于医疗机构网络报告的登革热疑似病例、临床诊断病倒、实验室诊断病例和登革热暴发疫情，卫生行政部门对疫情进行初步的核实确认、明确病例的流行病学情况后，向基层单位通报疫情。基层单位应在接到卫生行政部门的疫情通报后立即开展疫情的处置工作，包括登革热防控领导小组应根据疫情处置预案立即启动登革热疫情处置流程，及时召集各部门有关人员，通报疫情，并立即布置疫情处置工作。

二、疫点的划定和《疫情处置工作方案》的制定

1. 疫点的划定

疾病预防控制部门应在对病例开展初步流行病学调查后，指导基层单位进行疫点划定。具体划定原则为：以病例住所或与其相邻的若干户、感染者的工作地点等活动场所为中心，参考伊蚊活动范围划定核心区和警戒区（以输入病例为中心半径 100 m 之内、以本地散发病例为中心半径 200 m 之内为核心区，核心区外扩展半径 200 m 范围为警戒区）。在现场，可根据城区或乡村不

同建筑类型、道路情况、河流分布和其他具体环境情况，推测伊蚊实际活动范围，适当扩大或缩小搜索半径，或适当改变核心区和警戒区的外围界限。一个病例可根据实际情况划定多个核心区。

2. 疫情处置工作方案的制定

划定疫点范围后，疾控部门应指导疫点所在的基层政府制定《登革热疫点现场处置工作方案（参考模板）》（附件 11），方案内容应包括疫点入户调查、室内外滋生地巡查和清理、紧急灭杀成蚊、健康教育等多个工作内容，由基层政府牵头，并调配人力、物力，成立相应的多个工作队伍开展上述工作。各项处置措施应明确处置范围的划定、具体的工作任务及数量、工作时间进度安排、人力物力器械药物投入需求概算、经费的落实保障等，责任分工要细化到小组和个人。此项工作应在介入疫情处置的 24 h 内完成。附件 11 一般应包括的内容如下。

（1）疫情处置期限。当雌性伊蚊叮咬登革热感染者的血液后，登革病毒可随血液进入伊蚊体内，一般经过 8 ～ 10 天的体内增殖后，伊蚊可获得感染力，这段时间称为外潜伏期。当带毒伊蚊再次叮咬人时，可将病毒传给另一人，感染者一般经过 3 ～ 15 天的潜伏期后发病，这段时间称为内潜伏期。最长外潜伏期和内潜伏期分别为 10 天和 15 天，即共计 25 天，这表示一个登革热感染者可引发与之关联的续发病例的最长期限。因此，登革热疫点处置以该疫点所涉及的最后 1 例确诊病例被有效隔离的时间为开始，再加一个最长外潜伏期和内潜伏期（即共计 25 天）的处置期限。若在该期限内未出现续发病例，且蚊媒指标达标，则可认为疫情已有效控制，处置工作即可结束。

（2）疫情处置范围。疫情处置范围即已经划定的疫点范围。处置方案需明确核心区和警戒区东西南北的具体界限，并在地图中画出疫点核心区和警戒区的双圆图后添加到方案中。

（3）工作目标。工作目标包括各项工作的具体目标和疫情处置的总体目标。各项工作的具体目标与工作相对应，病例搜索目标为疫点内出现可疑症状居民的全覆盖登记跟踪排查；入户调查、外环境滋生地清理工作和灭蚊工作的目标为3天内完成核心区住户全覆盖清查、7天内完成警戒区住户全覆盖清查；居民健康宣传的目标为3天内将疫点居民疫情知晓率提升到80%等。疫情处置的总体目标以蚊媒密度和续发病例为评判，其中，蚊媒密度控制目标为疫点在接报疫情信息后7天内将蚊媒密度控制到安全水平，即蚊媒密度指标*BI*小于5，*ADI*小于2只/（人·小时），*SSI*小于1，*MOI*小于5为安全水平；续发病例控制目标为25天的处置期限内不出现续发病例。

（4）建立疫情处置机构，明确工作职责。方案中明确疫情处置的领导小组，并详细列出基层政府、基层消毒站、居（村）委会、基层环境监督和城管部门、各机团单位工厂企业、社区卫生服务机构和疾控部门的工作职责。其中，基层政府负责处置工作的疫情动员、组织协调、经费保障和督导落实；基层消毒站在疾控部门和爱卫部门的指导和协助下负责疫点灭蚊工作；基层政府和居（村）委会的工作人员负责健康宣传、入户调查清理和外环境的滋生地清理；基层环境监督和城管部门负责督促各单位业务落实环境治理；各机团单位工厂企业负责开展各自范围内滋生地的清理；社区卫生服务机构和疾控部门负责病例的调查、可疑病例的跟踪排查、疫点蚊媒监测与风险评估、基层人员处置工作培训和防控知识宣传等。

（5）建立具体的处置工作小组。根据疫情处置工作的需要成立入户调查处置组、外环境滋生地清除组、紧急灭蚊组、蚊媒应急监测组、健康宣传组等。每个工作组应明确具体的负责人和工作组成员，然后，根据具体的工作量，各组可再进一步分工，明确各个工作人员的具体工作内容、工作范围和工作计划。完成

分工后，各工作组应汇总形成具体实施人员分工表和工作进度表。

三、各项处置工作的开展

1. 入户调查

入户工作是登革热疫情处置的重要组成部分，工作人员在入户过程中应协助居民完成清除室内蚊媒滋生地，并在入户过程中开展健康宣教和初步病例搜索。高质量的入户工作是迅速降低室内蚊媒密度、提升居民自我防病意识、及早发现续发病例的保障。入户调查工作流程如下。

（1）分片包干，责任到人，登记造册，持册开展入户。负责入户调查处置工作的基层工作人员在首次入户前，首先，应掌握疫点核心区和警戒区内的全部门牌号，并根据各门牌号列出全部各楼层的住户清单。其次，汇总、算出疫点范围内的应入户人数。根据应入户户数和入户调查人员的人力（每位工作人员每日可有效入户 50 ～ 100 户），并按照先核心区后警戒区的顺序，分片包干，责任到人，明确进度（附件 12）。

确定各组的入户分工和进度后，各组入户前应在附件 13 上将应入户各户的门牌号全部填入入户表，然后，依照门牌号挨家挨户上门调查。

每日入户工作完成后应统计调查情况（附件 14），记录调查中发现的问题，并报给疫情处理指挥人员。

（2）入户前的告知。开展入户工作前，应在疫点范围内的居民区张贴入户工作告知书（附件 15），告示内容包括入户工作的目的、内容和时间、并给出各区域入户工作责任人的联系方式，以求尽可能地获得居民的理解和配合，提高有效入户率。

（3）加强入户工作培训，保障入户质量。入户工作应在注重覆盖率的同时也注重入户质量，街镇在入户前应先对入户人员开展培训，明确入户工作内容，使其做到“问、查、看、翻、教、灭”六方面，杜绝“敲门询问”式的假入户。具体入户工作方法可参考附件 16。

（4）清理室内蚊媒滋生地。入户工作人员参考附件 3 中常见的滋生地类型，详细检查每一户中的蚊媒滋生地，入户发现的蚊媒滋生地或存在蚊媒滋生隐患的积水应现场指导或协助居民立即清除，个别暂时无法清除的积水可投放抑蚊缓释剂或采取其他有效措施消除蚊媒滋生风险。

（5）健康教育与风险告知。入户过程中应主动向居民告知疫点当前的登革热疫情和感染风险，并开展关于登革热的健康教育，通过宣传折页和口头告知提醒居民主动清除蚊媒滋生地和积水，并加强个人防护，如穿长袖衣裤，使用蚊虫驱避剂，挂好蚊帐，外出活动时避免在树荫、草丛等蚊虫较多的地方逗留过久等。

（6）初步病例搜索。入户过程中应开展初步的病例搜索，询问并登记每户的常住人口数，并了解近期是否有家庭成员出现发热、皮疹等可疑症状，一旦发现登革热疑似症状者，应在入户调查表（附件 15）备注一栏中填写疑似症状者的姓名和联系电话，之后，报告社区卫生服务中心跟进处置。入户过程中应着重提醒居民在出现可疑症状时主动前往医疗机构就医。

（7）复查。对于在入户过程中未能有效入户的门牌号（例如，住户不在家或拒绝配合），可暂不填写入户结果，应在入户登记表中标注清楚后择日及时返回复查，力求覆盖全部住户。同时，对于存在较多积水或阳性积水的重点住户，应加强复查，重复入户，以保障清除效果。

（8）入户工作要求。应在疫情处置的前 3 天内完成核心区全部住户的初步全覆盖，对于重点住户（一楼存在院落的住户、顶楼存在天台的住户和其他楼层拥有平台或较大阳台的住户）应做到100%有效入户。入户工作进度缓慢、入户质量不佳时，应及时分析存在问题，加强工作人员培训和居民宣传，以提升入户工作质量。

2. 外环境蚊媒滋生地巡查清理

外环境蚊媒滋生地巡查清理是登革热疫情处置中切实降低疫点蚊媒密度的关键措施。控制疫点蚊媒密度必须落实滋生地清理与成蚊杀灭双管齐下，其中，滋生地清理是治本之策。只有切实将疫点内的各积水点（尤其是滋生大量幼虫的大型积水点）有效清除，才能从根本上控制蚊媒密度。外环境滋生地清理工作流程如下。

（1）蚊媒风险点责任台账和风险清单的建立。建立基层政府辖区内的蚊媒风险点责任台账是开展外环境滋生地清理的基础性工作。基层政府应以社区（村）为基本管理单元，要求各社区（村）明确辖区内所有公共区域、公园绿地、沟渠河涌、道路绿化带，以及机关大院、各类（企）事业单位、工地、宅基地、居民物业小区、楼宇、居民住户、废弃房屋等业主的蚊媒预防控制主体责任，根据不同类型的区域列出责任清单台账，并对各区域各单位内的蚊媒滋生地进行全覆盖清查，对容易导致蚊媒滋生的高风险点予以标注。常见的蚊媒滋生地类型参考附件3，责任台账和风险清单的格式可参考附件17。如果疫点在日常防控工作中已建立责任台账，那么，当出现疫情时，可根据台账立即分工开展处置工作；否则，在开展外环境滋生地应急清理时，应首先开展1轮全覆盖清查并建立责任台账。

（2）巡查清理的划片分工。疫情处置领导小组应根据疫点地图和责任台账划分疫点内的各区域，对应地安排人力并成立外环境巡查队伍。疫点范围划片分工后，明确各片各巡查队伍的人力安排和巡查频率。具体的责任分工表格可参考附件18。

（3）巡查清理的工作要求。清理工作应由核心区向警戒区推进处理，要求核心区在3天内、警戒区在7天内完成首次全覆盖清查。若蚊媒密度达标，巡查频率可改为每周完成1次全覆盖。巡查重点包括清除卫生死角和各类垃圾、清除废弃的容器、清除或以沙土覆盖地面的小型积水、给饮用水或功能性容器积水加盖或放养食蚊鱼、治理竹筒树洞轮胎等。对于其他不能清除的积水，如密闭市政管网的管道井、地下室或地下车库的集水井、建筑工地积水等，采取投放长效灭蚊蚴剂来控制蚊虫滋生。首次清除之后，应做好信息登记（附件19），并对存在蚊媒滋生隐患的重点区域和单位做好标记，在后续的巡查中重点关注，确保其蚊媒滋生风险得到有效清除。

（4）难点单位的通报。对于监管和巡查的难点单位（如级别较高的机团单位、工地、部队大院或拒不开展滋生地清理的机团单位等），如不能顺利开展工作，应及时向区联防联控办公室汇报，及时启动联防联控机制，向难点单位的上级主管部门（如住建局等）通报。

3. 快速杀灭成蚊

（1）负责范围和人员安排。在灭蚊工作开始前，应制订工作计划，明确辖区公共外环境、公园、工地、企业单位等各责任主体单位灭蚊工作的责任人、责任片区工作任务，估算总消杀面积、所需人力、消杀药量、消杀机类型和数量，例如，疫情处置指挥部负责监督，爱卫部门检查指导。完成相关估算后，应立即组织灭蚊队伍，划分疫点范围，制定25天控制周期内的灭蚊工作安排方案（灭蚊进度表可参照附件20），确保任务落实到人。如果基层灭蚊力量不足以完成疫点的灭蚊工作，应立即向上级汇报，请求支援。

（2）灭蚊频次。核心区在疫情处置的前3天内应完成首次空间灭蚊全覆盖。以后每3天1次，连续再处理3次。之后，每周

1 次，直至疫情结束。警戒区与核心区同步处理，若蚊媒密度指标达标，则每周处理 1 次。若蚊媒密度指标超标，保持每 3 天处理 1 次，直至达标。考虑到伊蚊的活动高峰期，每日最佳施药时间为 7：00—10：00 和 16：00—19：00。

（3）工作要求。每次灭蚊，要统一行动，在核心区各区域同时进行灭蚊，整体灭蚊。灭蚊工作开展之前，应事先做好通知，在相关区域张贴外环境灭蚊工作告知书（附件 21），告知居民相关事项。

（4）器械和方法。室外成蚊杀灭以超低容量喷雾为主要措施，配合对蚊虫栖息地的滞留喷洒。室内成蚊杀灭主要针对病例所在楼宇，以滞留喷洒为主要措施。具体方法参考第二编第二章。

4. 机团单位、工厂企业等的疫情告知和督导

疫情发生后，基层政府登革热防控领导小组应及时召集疫点范围内的各机团单位、企业工厂、工地、学校、商场及公园等单位，通报疫情，并要求各部门各单位落实各自范围内的防控措施，包括落实自查并规范填写灭蚊周记、紧急清除蚊媒滋生地、紧急灭蚊和做好单位内部健康教育等，以求蚊媒密度达标。对于防控措施落实不力的单位和业主，街道应发出整改通知书。对于屡屡不落实整改的，应开展监督执法。

5. 病例搜索

（1）可疑病例的跟踪排查。对于基层工作人员在入户过程中发现的疫点内可疑病例，应由社区卫生服务机构跟进并了解其具体发病情况，同时，了解近期是否有家庭成员出现发热、皮疹等可疑症状。可疑病例登记后，应予以治疗或转诊，并跟踪随访观察 14 天。同时，对疑似症状者应采血送检以排查。

（2）医疗机构开展病例应急监测。出现本地疫情后，属地卫计部门和疾病预防控制中心应及时向疫点内和附近的医疗机构

（如社区门诊、卫生站、医院等）通报疫情，并指导其开展病例应急监测，应要求医疗机构立即加强预检分诊和院内培训，做好对临床医生的疫情提醒，要求其重点关注近期就诊的发热伴血小板减少、发热伴白细胞减少、发热伴皮疹等症状病例，加强血常规检测并对可疑病例及时送检排查。对来自疫点的可疑症状者应重点关注并立即检测排查。同时，医疗机构应加强院内防蚊灭蚊措施的自查，确保院感防控措施落实到位。

6. 开展宣传教育和群众性爱国卫生运动

在疫情处置工作中，基层政府应主动向辖区内的公众通告疫情概况和蚊媒评估结果，以求引起公众的重视和配合。同时，应投入人力、物力，明确人员分工和宣传形式，并制订工作计划、开展健康宣传。可在街道、疫点内广场等公众场所、小区入口和楼道门口等处张贴有关登革热防控的宣传海报或发放宣传折页，或通过“给业主的一封信”等形式，全力发动疫点内的群众和单位开展爱国卫生运动，提升群众自觉清除蚊媒滋生地的意识。对于宣传手段，应开动脑筋，集思广益，可通过微信等互联网媒体，提高宣传传播效率，增强健康教育效果。

7. 及时进行信息报送

基层疫情处置指挥小组应指定专人每日负责汇总各项防控措施的工作进展和落实情况，包括每日核心区及警戒区内入户调查情况、机团单位巡查情况、滋生地清理情况、灭蚊情况和健康教育开展情况等，以及疫情处置工作中存在的不足和难点，进而每日定期将工作情况汇总报送上级部门。

四、疫情处置工作的分析与总结

基层疫情处置领导小组在疫情处置过程中应定期汇总各项处置工作的进度情况，根据疾病预防控制部门的蚊媒监测和督导评估结果，分析疫情处置进度是否符合预期、处置工作质量是否满足疫情防控要求，并形成阶段性防控工作报告。对于存在的问题，应及时总结，可从加强对人员的培训、加大人力和物力的投入、提升工作质量、改变工作方法、强化绩效考核等方面予以纠正，以求有效地防控疫情。疫情处置结束后，应及时总结疫情处置工作得失，整理疫情处置资料，总结处置经验，对好的工作模式予以制度化、常态化，对不足之处予以整改修正。

第四章　蚊媒应急监测技术

应急监测的设计与实施

（一）应急监测适用条件

在登革热流行季节出现输入或本地感染登革热病例时，应立即启动媒介伊蚊应急监测。当发生登革热病例的核心区的 *BI* 或 *MOI* 不低于 5，或警戒区的 *MOI* 不低于 10 时，需要当地立即启动应急防蚊、灭蚊措施。

（二）应急监测流程

1. 选择监测指标及现场实施

所有应急监测点均须进行布雷图指数法和双层叠帐法监测，诱蚊诱卵器法可酌情采用。

（1）监测点选择。对疫点（疫区）范围内的核心区、警戒区和监测区同时开展蚊媒监测。

（2）监测内容。监测内容包括居民户内蚊媒密度监测、外环境蚊媒滋生地监测、诱蚊诱卵器及电动吸蚊器成蚊密度监测，分别计算 *BI*、*RI* 及 *ADI* 等指标。其中，对于居民户内蚊媒密度，每次监测入户 50 ～ 100 户；对于外环境蚊媒滋生地，每次监测距离不少于 1 500 m，每次布放 50 ～ 100 个诱蚊诱卵器，每次监测不少于 15 min。

（3）监测时间与频次。当发生疫情时，在核心区（半径为

200 m)，每 3 天监测 1 次；在警戒区（半径为 200 ～ 400 m)，每周监测 1 次；在监控区（400 m 以外)，每 2 周监测 1 次。其中，为及时快速评估疫点（疫区）范围内成蚊紧急灭杀的效果，应在每次紧急喷洒灭蚊前后采用电动吸蚊器的方法对成蚊密度进行监测。

2. 监测频次

（1）*BI* 法。登革热疫情发生 2 天内，在核心区，进行 1 次 *BI* 监测和应急蚊媒控制。随后，每 3 天重复进行控制与调查，直至 *BI* 小于 5。在警戒区，每周调查 1 次；在监控区，每 2 周调查 1 次。

（2）诱蚊诱卵器法。在核心区，诱蚊诱卵器放置 4 天后，每 2 ～ 3 天检查 1 次，发现阳性诱卵器时，收回并补充新的诱卵器。在警戒区，每周监测 1 次。在监控区，每 2 周监测 1 次。

（3）双层叠帐法。在核心区，每 3 天监测 1 次；在警戒区，每周监测 1 次；在监控区，每 2 周监测 1 次。

3. 监测数据的上报和利用

完成疫点（疫区）蚊媒监测和效果评估数据后，要及时（在 24 h 内）上报。可通过网络端进行报送。

第五章　疫点督导及风险评估

登革热防控措施效果评价应贯穿疫情处置的全过程，根据登革热防控工作要求，建立疫情督导队伍，不定期开展疫情防控现场督导，针对疫情防控中的问题及时提出防控意见，并将督导结果及时形成报告上报。

各级疾病预防控制中心在承担登革热疫情及媒介监测工作的同时，应有计划地开展登革热疫情风险评估与预警工作。

一、现场督导

（一）前期准备工作

前期准备工作包括确定督导单位，确定督导的一般内容及重点内容；安排督导活动日程；选择被督导单位人员；准备督导所需的物资等。

（二）督导时间安排

督导日期的安排一般在登革热疫点现场处置的第4天、第7天、第10天、第13天、第16天、第19天、第22天，具体根据实际防控工作情况来安排，建议在疫情处置早期的第4天、第7天至少安排1次。

（三）督导人员分工及内容

督导人员分组如下。

（1）资料检查组。资料检查组由市、县（区）两级疾控工

作人员 2～3 人组成，主要负责现场检查街道疫情处置中的各种文字材料和表格。

（2）入户评估组。入户评估组一般由市、县（区）两级疾控工作人员 5～10 人，加上至少 5 名街道相关工作人员组成，每 1～2 名疾控工作人员搭配 1 名街道、居委工作人员为 1 个小组，形成至少 5 个入户调查小组以进行入户调查，每个小组需有效入户调查约 20 户，合计约调查 100 户。

（3）外环境调查组。外环境调查组由市或县（区）疾控工作人员 1～2 人组成。

（4）医疗机构检查组。医疗机构检查组由市或县（区）疾控工作人员 1～2 人组成。

1. 资料检查组

资料检查组检查内容如下。

（1）街道常态防控工作情况。街道常态防控工作有：是否已成立登革热防控工作领导小组，是否已明确各部门职责并形成联防联控机制，是否定期组织督导检查，是否有专项经费支持等。

（2）疫点处置工作方案。查看街道是否已制定登革热疫情现场处置工作方案，方案内容应包括入户搜索、滋生地调查和清理、紧急灭杀成蚊等 3 个具体方案，并有由街道牵头成立相应的 3 个工作队伍。查看是否在方案中已体现具体的工作任务及数量、时间进度、人力物力器械药物投入需求概算等，核实是否已将责任分工细化到小组和个人。

（3）入户记录。查看是否已就疫点核心区内的住户登记造册并在每日入户调查后及时更新“入户工作进度表”，查看对首次未能入户的住户是否有标记，并在后续再次入户时更新入户记录。

（4）灭蚊记录。是否已组建政府管理的专业性消杀队伍，日常灭蚊情况开展如何。查看街道的灭蚊工作登记本，检查灭蚊药物的使用和配置是否符合要求，灭蚊面积是否已覆盖核心区和警戒区。在现场询问数位负责灭蚊的工作人员，了解当前灭蚊的基本操作方法。

（5）宣传教育记录。通过查看工作记录，了解是否已通过多种途径开展宣传教育，包括张贴海报的数量、宣传折页的发放记录等，以及运用网络进行宣传的情况，如微信和短信的信息记录等。

（6）每日信息报送。查看街道每日是否有及时更新并上报疫点处置情况。

2. 入户评估组

入户评估组入户调查内容如下。

（1）入户率评估。询问居民之前是否已有街道、居委或者社区卫生服务中心的工作人员进行入户调查，根据询问情况与街道的入户调查记录相核对，评估街道入户覆盖率和入户质量。

（2）蚊媒监测与评估。每个小组需有效入户调查约 20 户，检查室内外所有积水容器及幼虫滋生情况，并在“登革热/基孔肯雅热蚊媒滋生地调查表”上如实登记。之后，各小组汇总计算核心区的 *BI*、*CI* 和 *HI*，评估室内蚊媒密度。同时，收集阳性容器中的蚊蚴，进行种类鉴定；或带回实验室饲养至成蚊，进行种类鉴定。

（3）健康教育和病例搜索质量评估。①每一户均可设置简单的关于登革热的问题（必要时可设计问卷来进行调查），以了解居民对登革热防控知识的了解程度。同时，询问居民，获得防控知识的渠道。②了解之前街道入户是否已采取防蚊灭蚊干预措施；了解每一户常住人口数和近期发病情况；登记后，与社区卫生服务中心之前的入户病例搜索登记资料相核对，评估病例搜索情况。

3. 外环境调查组

调查内容如下。

（1）现场调查疫点室外区域的蚊媒滋生情况，重点关注工地、公园、小区绿化带、天台飘台、垃圾堆、河涌、蓄水池、地下室和停车场等重点区域，登记“登革热/基孔肯雅热蚊媒滋生地调查表”后，计算 *SSI*，并选择合适的地点，监测 *ADI*。

（2）走访核心区和警戒区内的托幼机构、中小学、敬老院以及企业工厂等集体单位，查找蚊媒滋生地，并检查灭蚊周记制度落实情况。通过对外环境蚊媒密度的评估、查阅灭蚊工作记录，评价街道的灭蚊工作效果，并提出下一步灭蚊的重点和建议。

（3）外环境调查组在调查中也应留意疫点范围内登革热防控宣传情况，观察疫点内主要公众场所、重点集体单位、核心区的各小区和楼宇入口处是否张贴登革热海报和摆放宣传资料。

4. 医疗机构检查组

医疗机构检查组检查内容如下。

（1）查看社区卫生服务中心是否已对病例的密切接触者和共同暴露人员登记造册，并开展健康监测，查看是否有每日对上述人员进行跟踪并登记。

（2）重点检查疫点附近的医疗机构应急病例监测开展情况，通过现场随机询问一线临床医生，了解其对于登革热诊疗知识的掌握程度，检查了解医院发热门诊的运行情况和登革热实验室检查的开展情况（是否已开展登革 NS1 抗原检测），了解医院近期发热和皮疹就诊病例数是否有异常增多，通过查阅相关门诊的门诊日志，检索出现发热伴血小板减少、发热伴白细胞减少、发热伴皮疹等症状的可疑病例，并检查其诊断、检测和送检情况等。

各督导检查组相关工作表见各相关督导工作表（附件 22）。

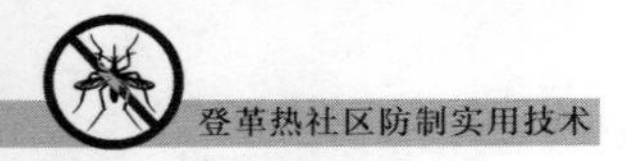

（四）督导结果反馈

通过现场督导，对收集的资料、信息进行总结、分析和评价，肯定当前的工作成效及指出督导中发现的问题和不足，并提出下一步防控建议。

1. 防控工作督导意见书

现场督导检查后，应立即将问题集中并及时向街道反馈，提出下一步工作建议，撰写附件 23。

2. 督导报告撰写

督导检查后，应于 24 h 内形成包括当前疫情概况、现场督导评估结果及存在问题、风险评估和下一步工作建议在内的督导评估报告，及时上报和反馈。督导报告要准确、简练和重点突出。督导报告的一般格式见附件 24。

二、风险评估

1. 疫点隐性感染者评估

对于登革热本地疫情暴发疫点，应在核心区内开展人群血清学调查，以判定可能感染的范围或隐性感染的情况。具体要求为在每个暴发点采集正常人群的血标本，进行登革病毒 IgM、IgG 抗体检测。应在暴发点采集：①已经诊断登革热病例的家属及共同居住人员（病例发病前 1 个月内）；②未诊断登革热的发热病例及其家属和共同居住（发病前 1 个月内）的人员；③必要时通过卫生宣传，采集核心区内其他自愿进行登革病毒感染排查的居民的血标本 50 份。

2. 阶段性风险评估

定期或不定期分析疫情数据，结合蚊媒监测数据及其他可能影响疫情的因素，开展风险评估，研判疫情趋势，提出防治措施建议，及时反馈相关部门。

风险评估报告内容如下。

（1）背景资料。扼要介绍当前国内外、省内或辖区内疫情，与近年同期的比较，蚊媒监测结果，重点区域疫情及蚊媒控制情况，部门行动与社会动员及效果分析等。

（2）风险等级识别。重点说明其风险等级、高风险区域、疫情的可能发展趋势等。必要时详细提供高风险区域的疫情和蚊媒监测数据。

（3）风险评估。结合当前的疫情态势、防控措施，研判下一段疫情趋势。

（4）下一步工作建议。建议部分提出相关部门职责及当前应采取的控制措施等。

风险评估报告可参考附件25。

三、疫情的分析与总结

在疫情处置结束后，应及时进行总结并撰写结案报告，逐级上报。重点内容总结如下。

（1）此次疫情的概况、是否存在某些流行特征及规律性现象等。

（2）现场处置的措施以及效果评价。

（3）各部门参与及协作情况。

（4）现场处理中的新举措、经验和教训。

第六章　信息收集及报送

登革热疫情处置工作中的信息收集及报送主要包括登革热病例信息、疫点处置数据和蚊媒监测数据。由于疫情高发期信息报送量较大，市疾病预防控制中心、区疾病预防控制中心及各街道都应指派专人以负责收集并及时上报相关疫情信息，应做到分工明确，责任到人。登革热病例信息报告见前文相应章节。本章主要介绍疫点处置数据和蚊媒监测数据上报工作。

一、信息收集及报送内容

街道在辖区内发现登革热病例后，应根据相关规定定义该区域为登革热疫点，疫点所在街道办会同社区卫生服务中心等部门随即展开应急处置。街道应及时汇总疫情处置过程中的疫情处置信息、病例调查及搜索等相关信息，填报附件26，交由区疾病预防控制中心以汇总当前该区县所有疫点调查处置日报表；完成汇总后，上报市疾病预防控制中心以汇总统计当前全市登革热疫情处置信息。街道应指定专人每日负责汇总统计各项疫情处置数据，主要包括疫点核心区及警戒区内入户调查情况、机团单位巡查情况、滋生地清理情况、灭蚊情况和健康教育开展情况等。

二、信息报送流程

以上由区疾病预防控制中心介入处置的疫情调查处置的初步报告、“流行病学个案调查表”、《疫情现场预防控制工作方案》等疫情处置数据应及时由区疾病预防控制中心汇总并最迟于疫情处置次日前上报市疾病预防控制中心。在疫情处置过程中，区疾病预防控制中心还应收集疫点开展蚊媒监测，现场督导工作总结，并及时更新“疫点处置日报表”，一并上报市疾病预防控制中心。

疫点信息报送流程见图3－6－1。

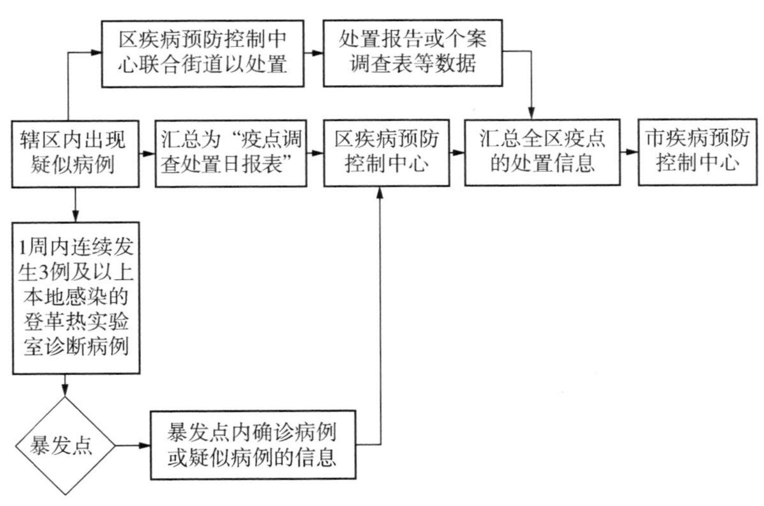

图3－6－1　疫点信息报送流程

如果疫情达到Ⅵ级或以上级别，疫点所在的区疾病预防控制中心应启动日报告制度，每天将疫情数据、应急检测和伊蚊控制相关数据上报市疾病预防控制中心；根据检测和评估结果进行综

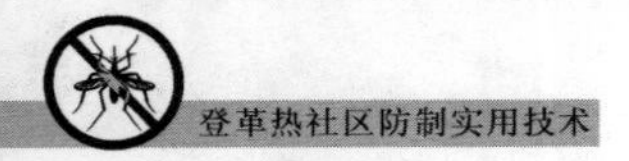

合分析，每周开展1次疫点风险分析，并上报当地卫生计生行政部门。

值得注意的是，市疾病预防控制中心和区疾病预防控制中心还应动态分析各疫点伊蚊密度变化，介入处置后，撰写现场督导检查报告，并及时将分析评估结果上报和反馈给疫点所在街道及当地联防联控机构，以便疫点及时调整疫情处置策略。

附　　件

附件 1　蚊媒应急控制物资

（1）车辆：流调车、消杀车、送样车、工作人员车等。

（2）消杀设备及药物：车载超低容量喷雾器、背负式超低容量喷雾器、家庭住户灭蚊气雾剂、杀虫剂、缓释包、驱避剂、黄色塑料袋。

（3）监测设备：手电筒、吸管、采样瓶、诱蚊灯、诱蚊诱卵器、双层叠帐等。

（4）隔离设备：黄色隔离带、不锈钢隔离杆、防疫标牌。

（5）个人防护用品：长袖长裤工作服、工作帽、防护眼镜、手套、靴子、防护面罩、口罩。

（6）应急采样箱、送样箱等。

（7）各种表格："登革热病例个案调查表""登革热媒介伊蚊监测滋生地调查登记表""媒介伊蚊成蚊密度调查表"等各类表格。

附件2　蚊媒应急控制工作安全告知

(1) 应事先告知居民杀虫剂的作用和防护效果，并按要求及时撤离工作区域。将食物覆盖，移走宠物和观赏鱼类等。移动、覆盖或搬出家具，便于墙面喷药。施药结束应清洗施药器械，妥善保管。

(2) 操作者戴宽檐帽、橡胶手套、防护镜和防护面具，着长袖工作服，穿胶鞋。

(3) 工作时间不能抽烟、喝水、吃东西。药液溅到皮肤上时，应立即用肥皂或皮肤清洁剂和清水清洗被污染的皮肤。

(4) 工作结束后，用肥皂或其他洗涤用品、清水清洗暴露皮肤和防护服装。

(5) 配药或施药时，须用工具搅拌，严禁用手接触。修理工具时，不许用嘴吹喷雾器的喷头。

(6) 施药人员每天实际操作时间不宜超过6 h。施药时，如出现头痛、头昏、恶心或呕吐等症状，应立即离开现场，脱掉工作服，洗手、洗脸、漱口，在阴凉通风场所休息，必要时送医院诊治。

附件3　登革热媒介伊蚊主要滋生地类型

登革热媒介主要滋生于容器积水，室内外主要滋生地种类如下。

一、家庭环境

（1）富贵竹等阴水养植物的花瓶积水等（附图3－1和附图3－2）。

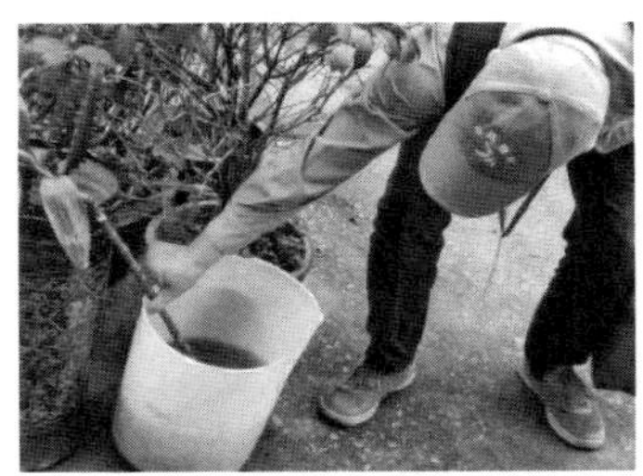

附图3－1　花瓶积水－1

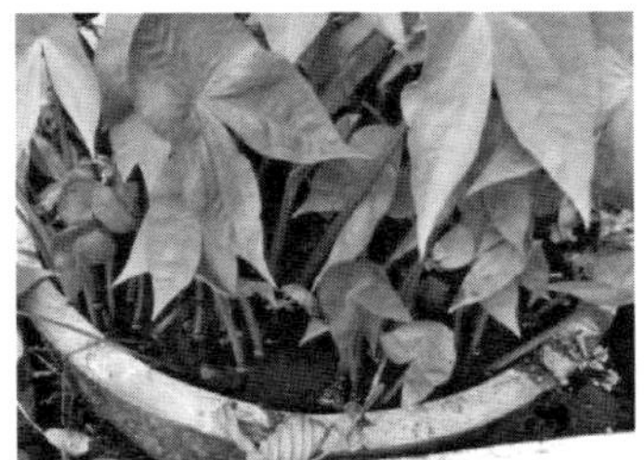

附图3－2　花瓶积水－2

（2）花盆底盘（附图3－3和附图3－4）。

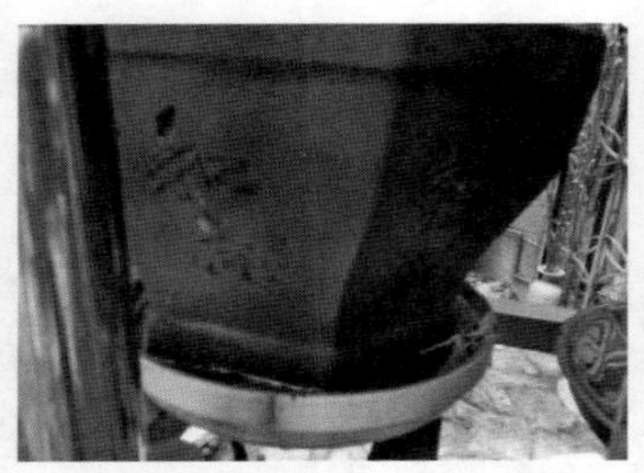
附图 3－3　花盆底盘－1

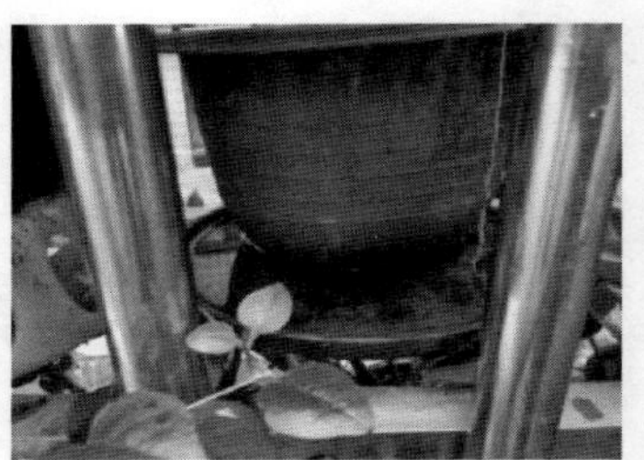
附图 3－4　花盆底盘－2

（3）储水的水桶、陶翁、水泥槽等（附图 3－5 和附图 3－6）。

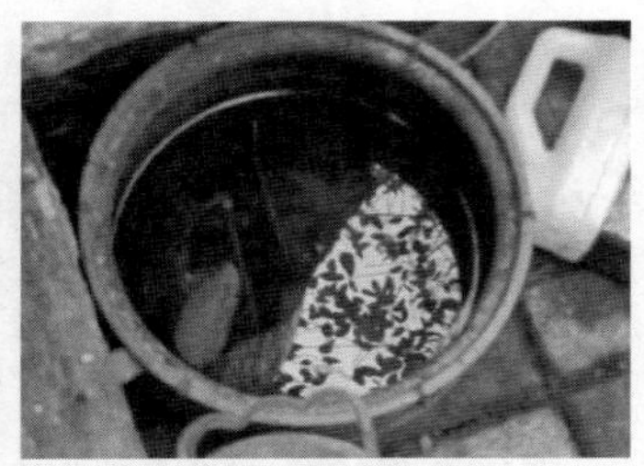
附图 3－5　储水的水桶－1

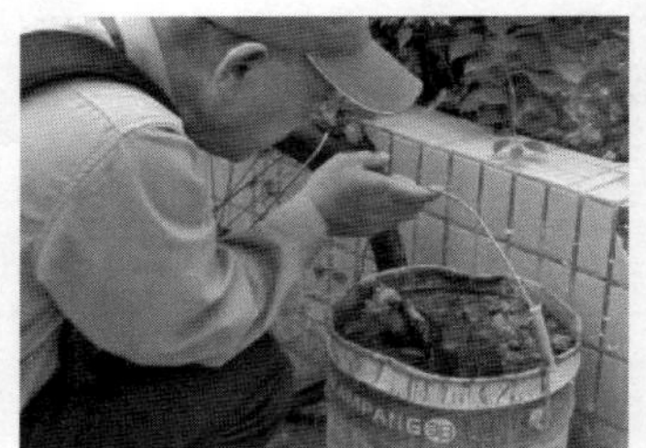
附图 3－6　储水的水桶－2

（4）废弃轮胎（附图 3－7 和附图 3－8）。

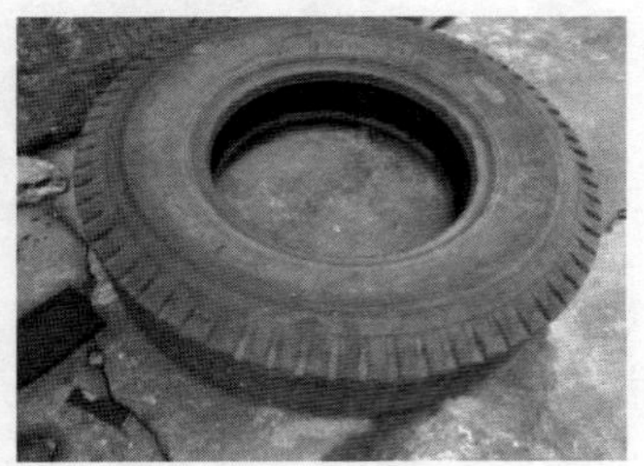
附图 3－7　废弃轮胎－1

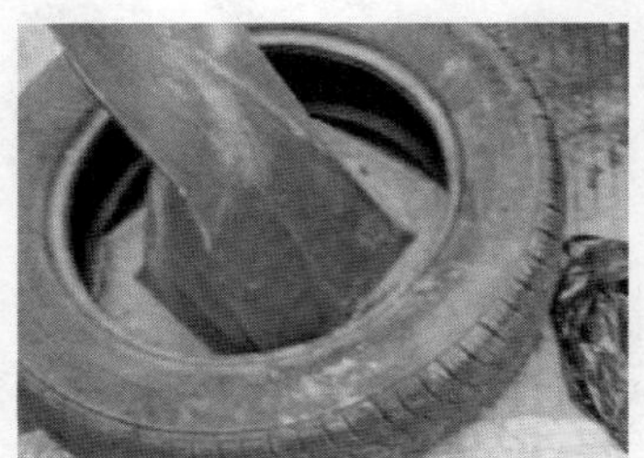
附图 3－8　废弃轮胎－2

（5）竹篱笆竹节顶端、树洞、竹筒（附图 3－9 和附图 3－10）。

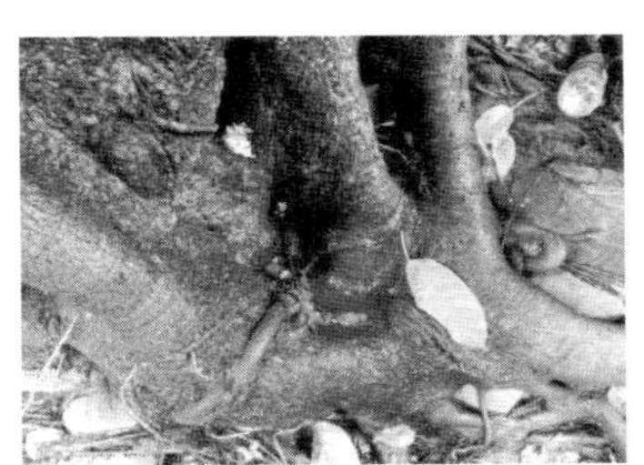

附图 3 -9　树洞

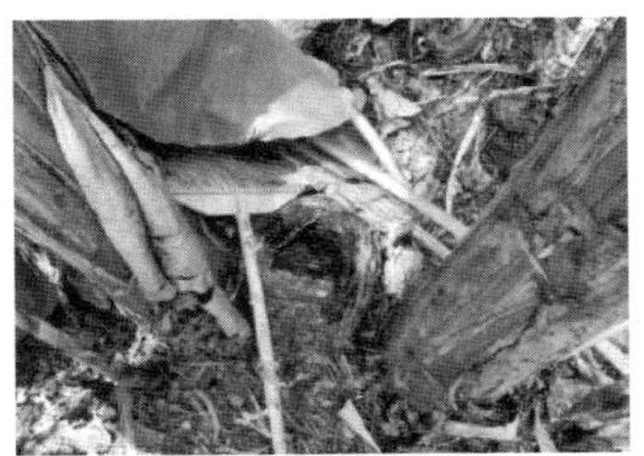

附图 3 -10　竹筒

（6）屋檐排水或反梁堵塞积水（附图 3 -11 和附图 3 -12）。

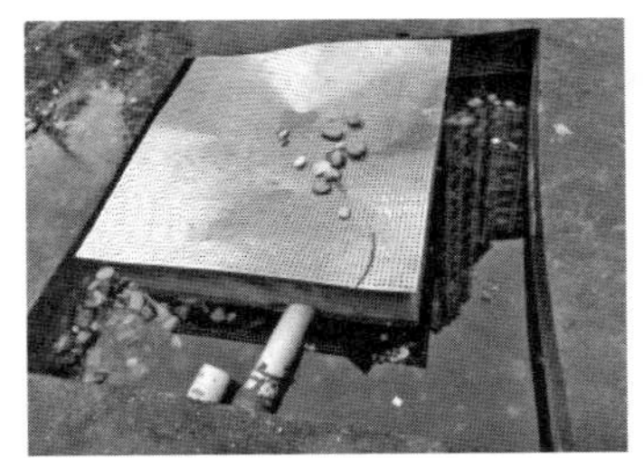

附图 3 -11　堵塞积水 -1

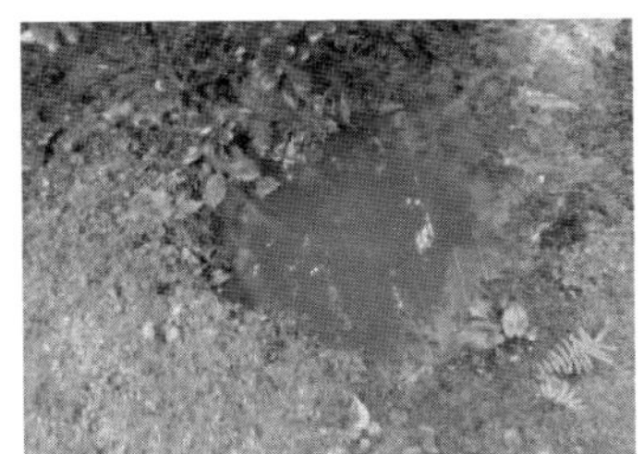

附图 3 -12　堵塞积水 -2

（7）周围废弃或者闲置的盆、罐、瓶等（附图 3 -13 和附图 3 -14）。

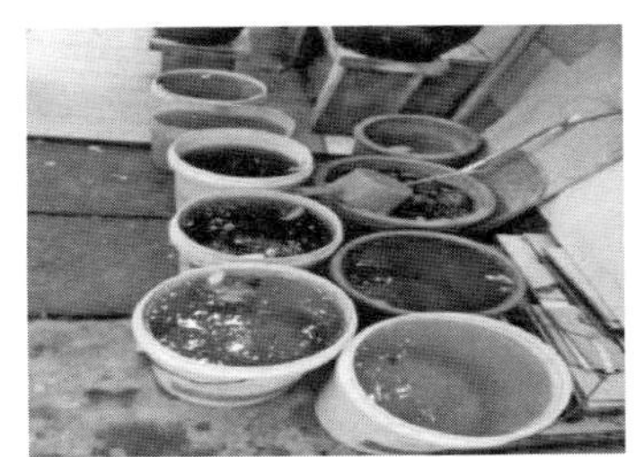

附图 3 -13　闲置花盆 -1

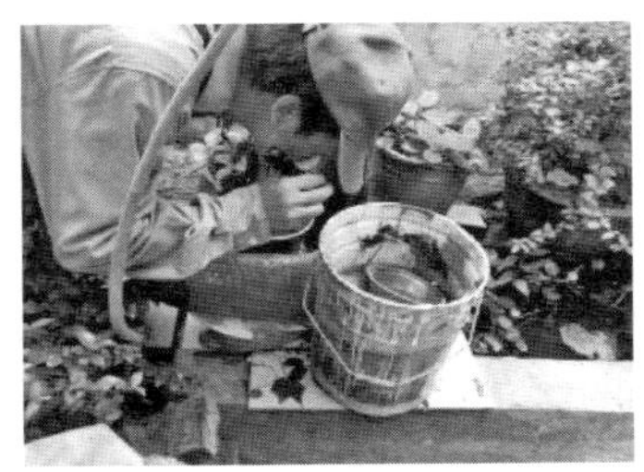

附图 3 -14　闲置花盆 -2

二、地下室及停车场

（1）排水沟（附图 3－15）。

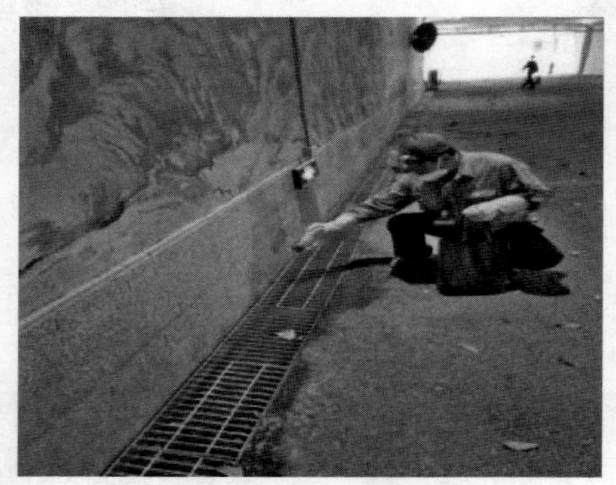

附图 3－15　排水沟

（2）机械停车位底层积水。

（3）马达槽、集水井（附图 3－16 和附图 3－17）。

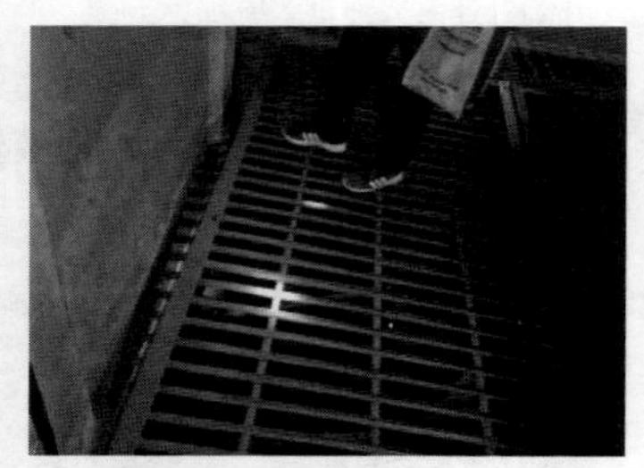

附图 3－16　集水井－1

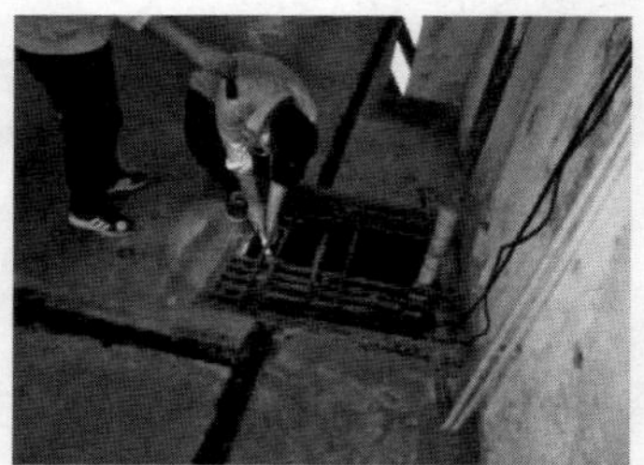

附图 3－17　集水井－2

（4）废弃轮胎（附图 3－18 和附图 3－19）。

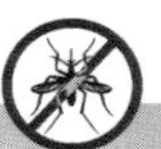

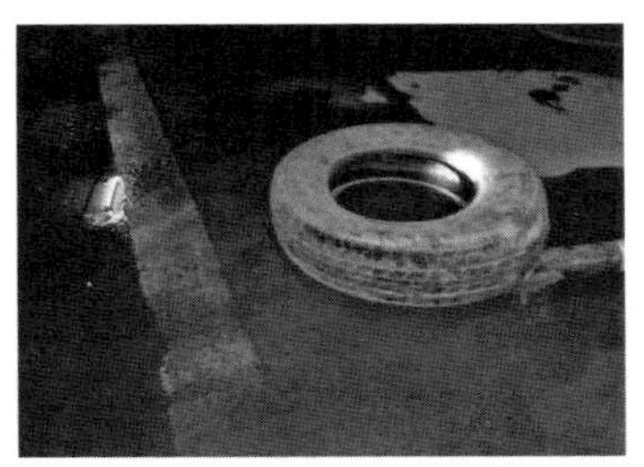

附图 3 –18　废弃轮胎 –1

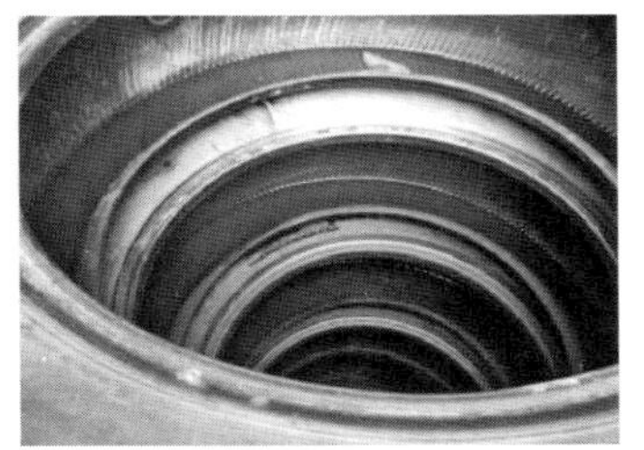

附图 3 –19　废弃轮胎 –2

三、学校、幼儿园、公园公共场所

（1）草丛、花木下塑料薄膜、塑料瓶、塑料盒、塑料杯（附图 3 –20 和附图 3 –21）。

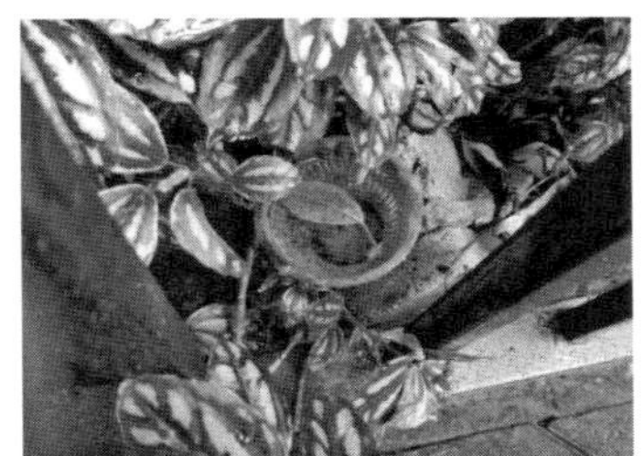

附图 3 –20　花木下塑料盒 –1

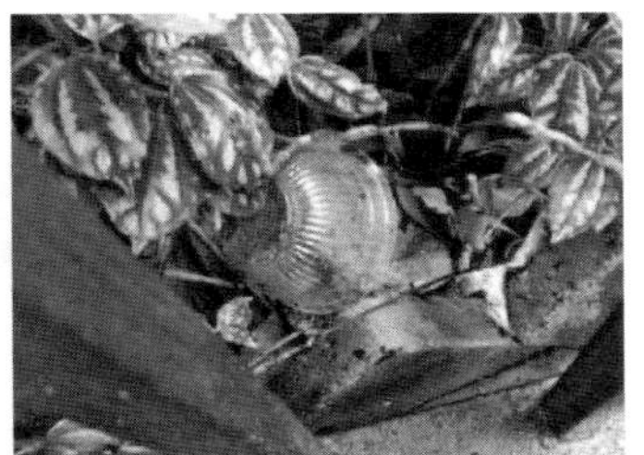

附图 3 –21　花木下塑料盒 –2

（2）办公室及教室的各种水生植物花瓶（附图 3 –22 和附图 3 –23）。

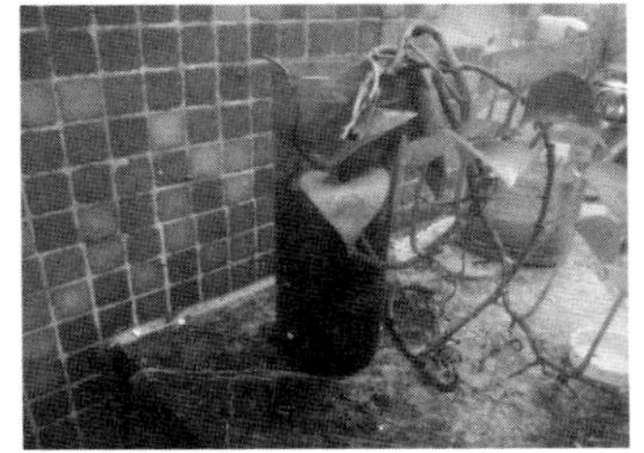

附图 3 –22　水生植物花瓶 –1

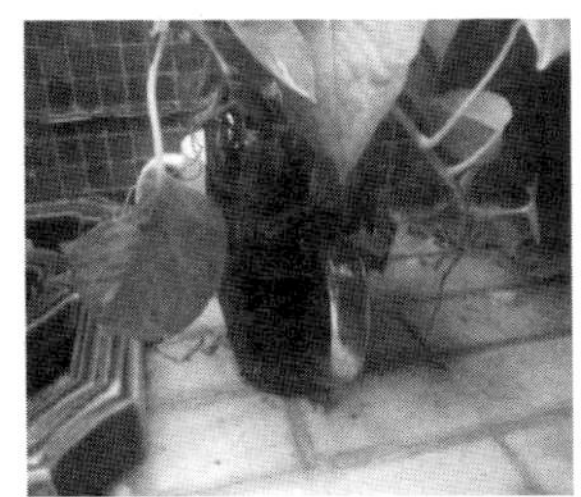

附图 3 –23　水生植物花瓶 –2

（3）花圃及周围的花盆积水、闲置花盆（附图3－24和附图3－25）。

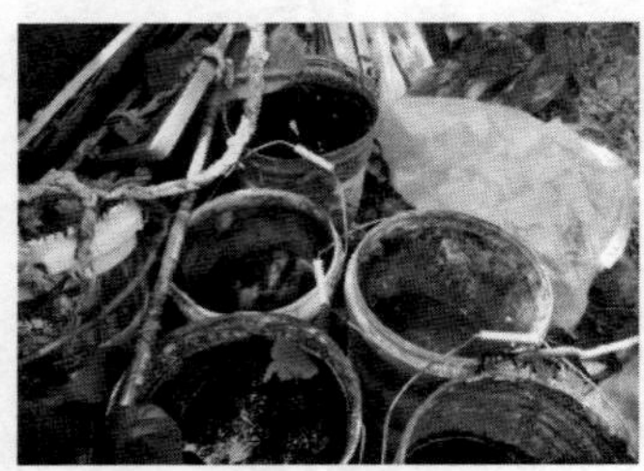

附图3－24　闲置花盆－1

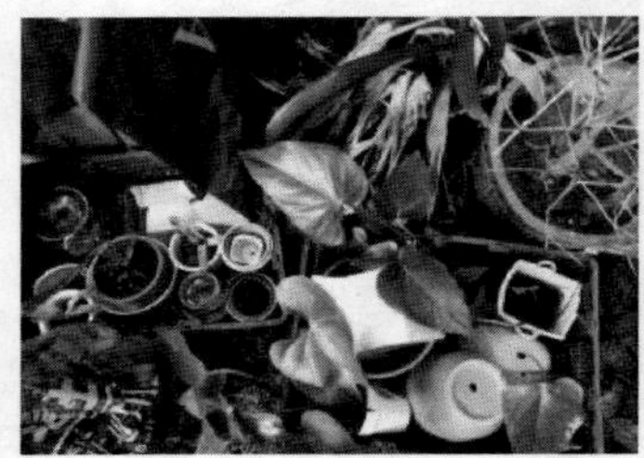

附图3－25　闲置花盆－2

（4）运动（活动）场所废用汽车轮胎、运动器材内积水（附图3－26和附图3－27）。

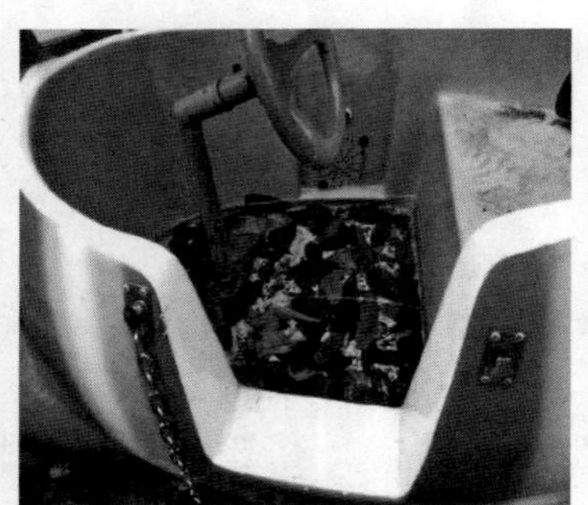

附图3－26　运动器材内积水－1

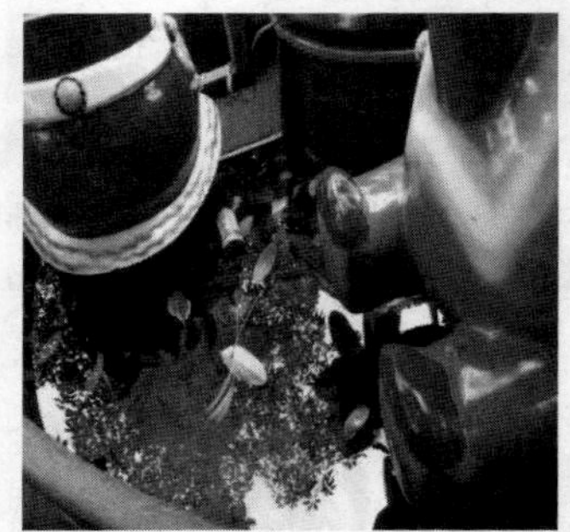

附图3－27　运动器材内积水－2

（5）树木、竹支架顶端积水（附图3－28和附图3－29）。

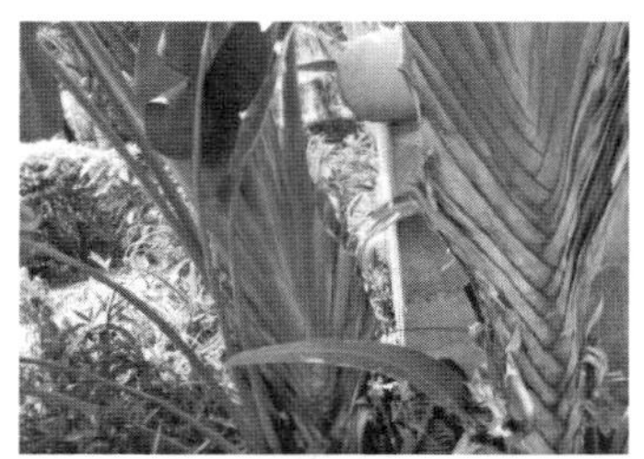
附图 3－28　树木顶端积水－1

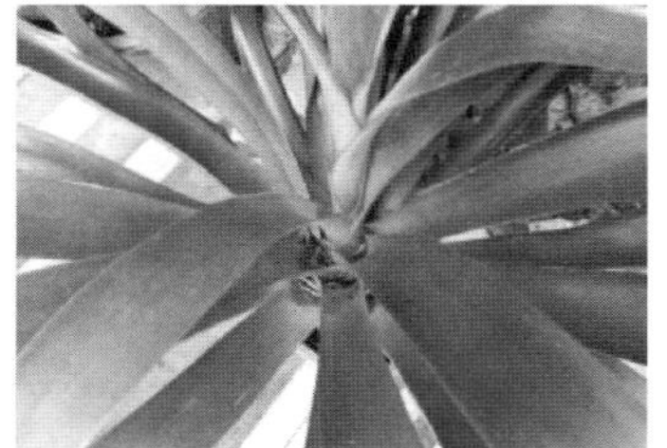
附图 3－29　树木顶端积水－2

（6）楼房反梁和雨水排水沟（附图 3－30 和附图 3－31）。

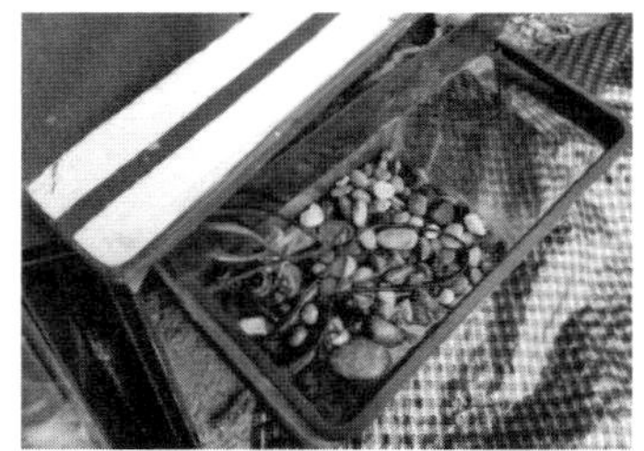
附图 3－30　排水沟积水－1

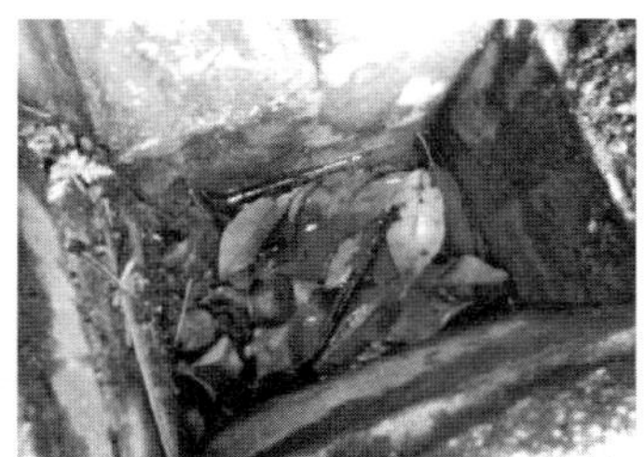
附图 3－31　排水沟积水－2

（7）喷水池、教学用水生植物养殖池（附图 3－32 和附图 3－33）。

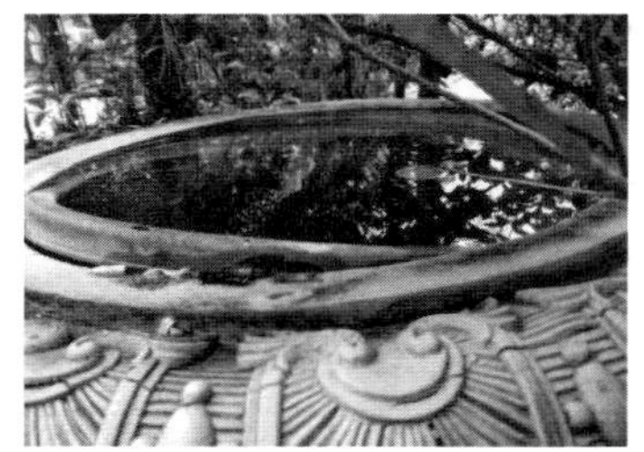
附图 3－32　水生植物养殖池－1

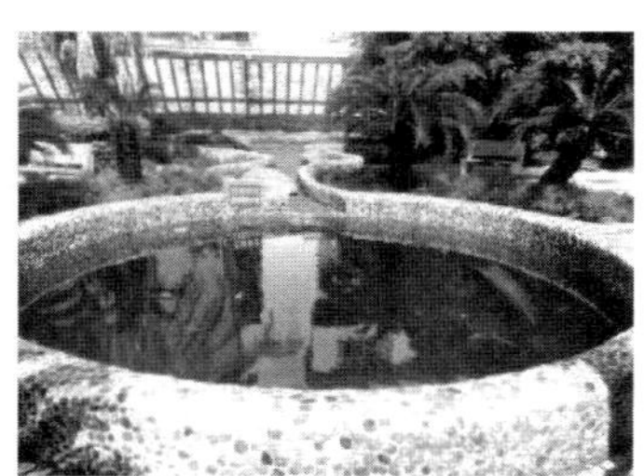
附图 3－33　水生植物养殖池－2

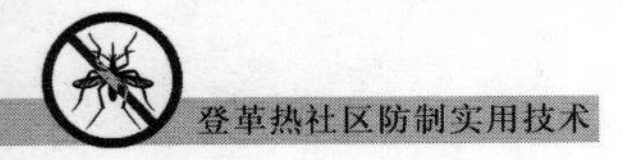

（8）厕所马桶水箱（附图 3－34 和附图 3－34）。

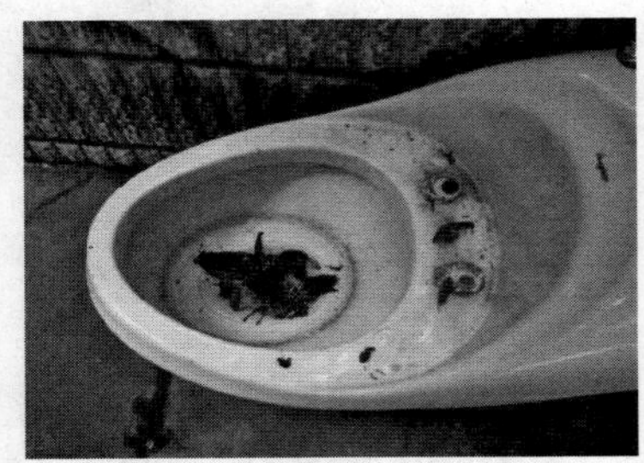
附图 3－34　厕所马桶水箱－1

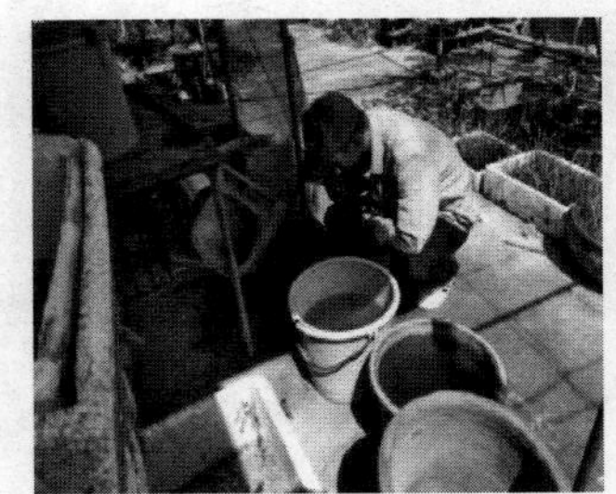
附图 3－35　厕所马桶水箱－2

（9）运动场排水沟，市政管网管道井（附图 3－36 和附图 3－37）。

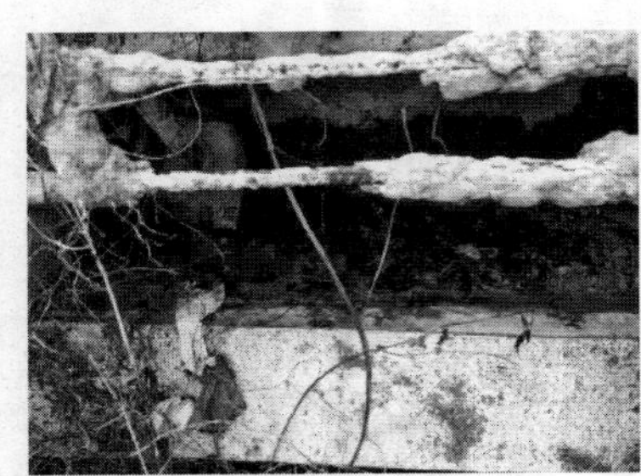
附图 3－36　运动场排水沟－1

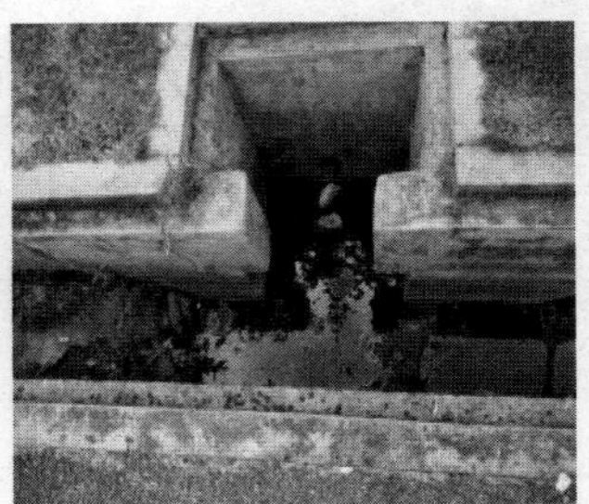
附图 3－37　运动场排水沟－2

四、空地、绿化带、道路、果园、工厂

（1）草丛、花木下塑料薄膜、塑料瓶、盒、杯（附图 3－38 和附图 3－39）。

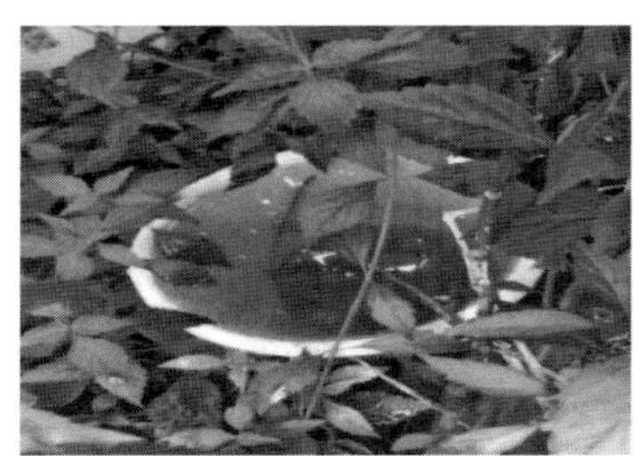

附图 3 －38　花木下塑料杯

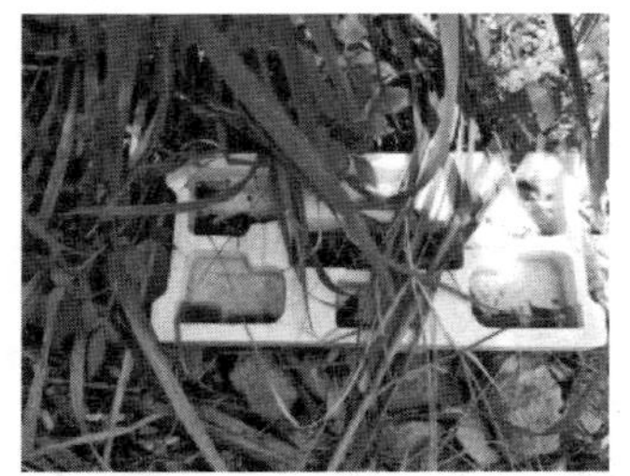

附图 3 －39　花木下塑料盒

（2）积水的金属制品，如洗衣机、冰箱、铁柜、瓶罐等（附图 3 －40 和附图 3 －41）。

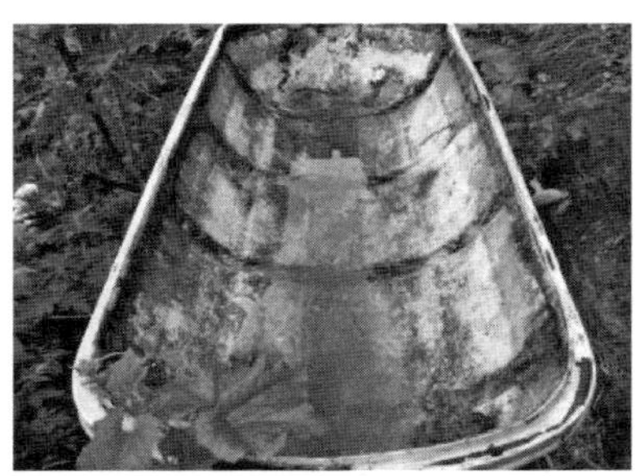

附图 3 －40　积水槽 －1

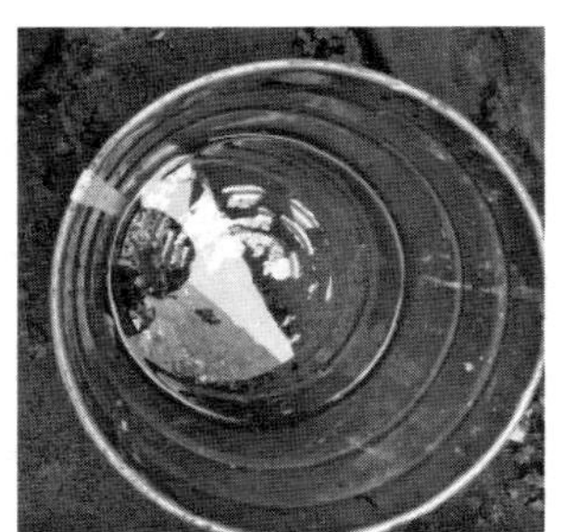

附图 3 －41　积水罐 －2

（3）积水的玻璃制品，如瓶罐、鱼缸等（附图 3 －42 和附图3 －43）。

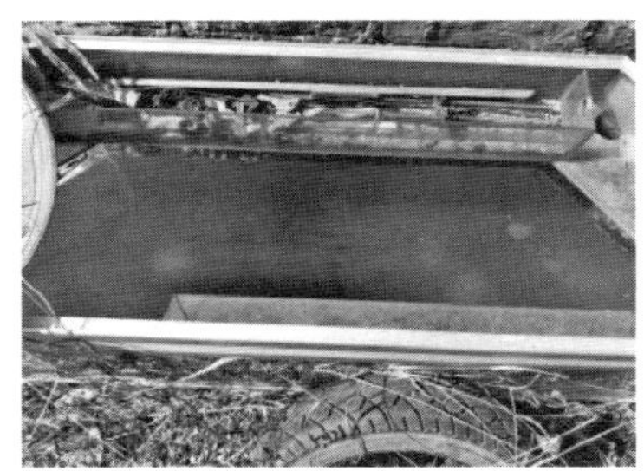

附图 3 －42　积水罐

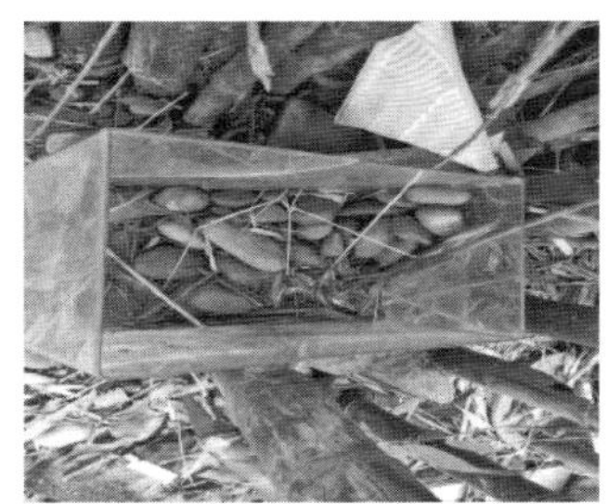

附图 3 －43　积水鱼缸

（4）积水的塑料管、塑料布、塑料椅、塑料袋、塑料突出物、塑料花篮、大型塑料资源回收桶（附图3－44～附图3－47）。

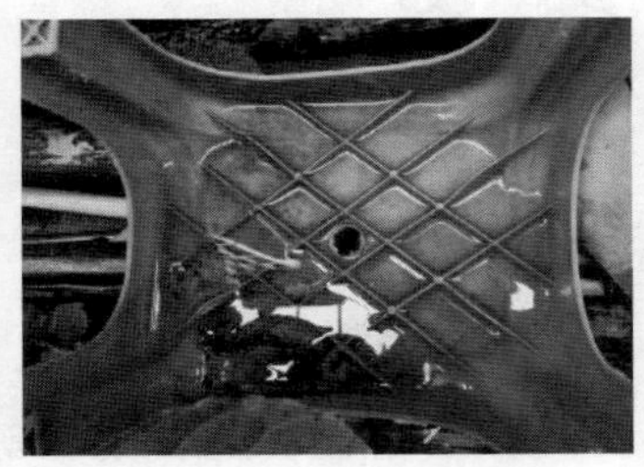
附图3－44　积水的塑料椅

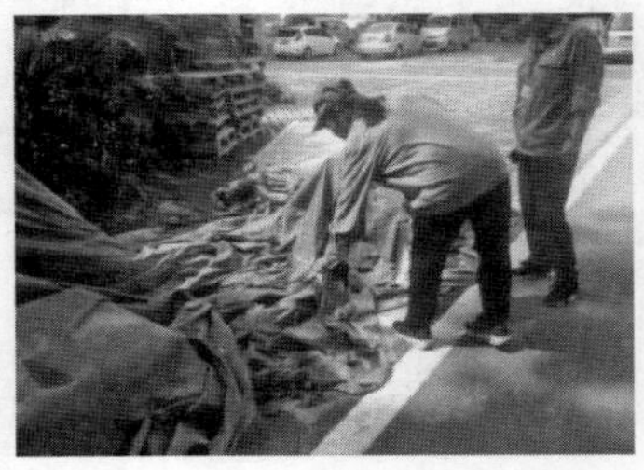
附图3－45　积水的塑料布

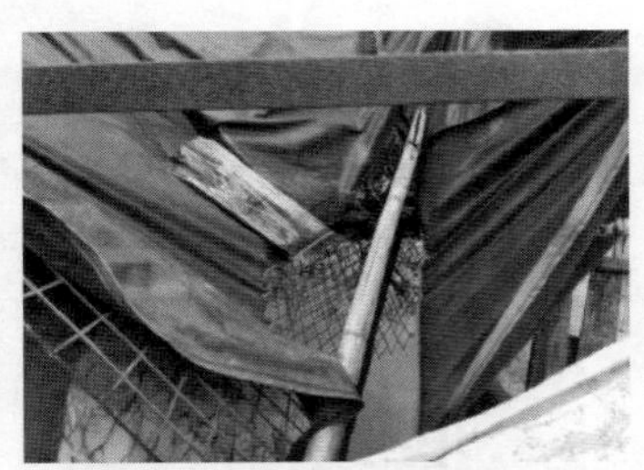
附图3－46　积水的塑料篮

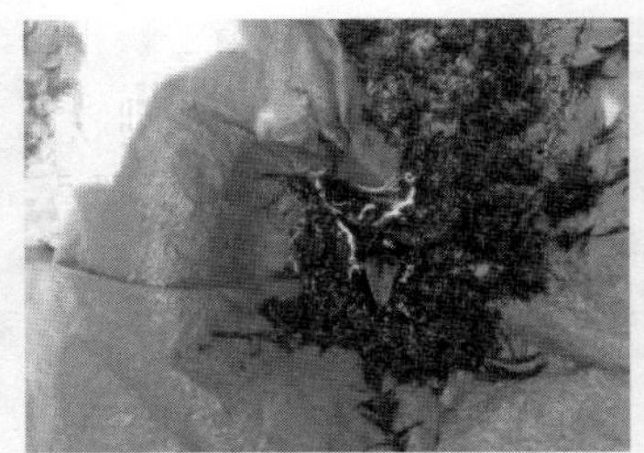
附图3－47　积水的塑料桶

（5）木箱、木盘。

（6）树洞、竹洞（附图3－48和附图3－49）。

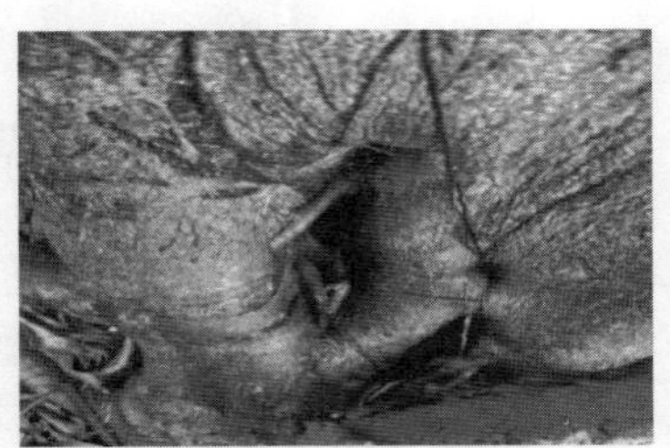
附图3－48　树洞－1

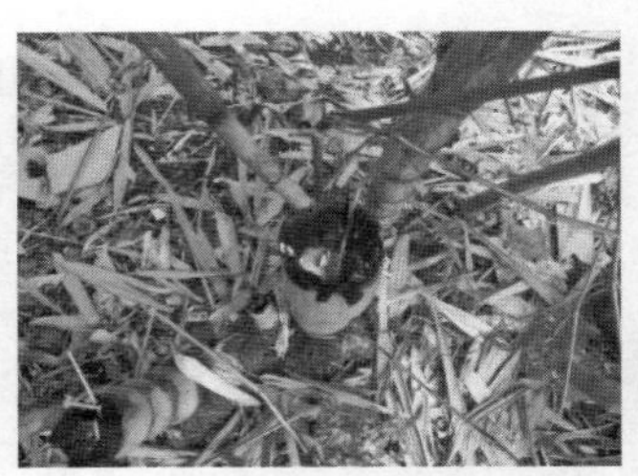
附图3－49　树洞－2

（7）废轮胎、废弃马桶、浴缸、安全帽、手推车、花柱凹槽、保险杆凹槽（附图3－50和附图3－51）。

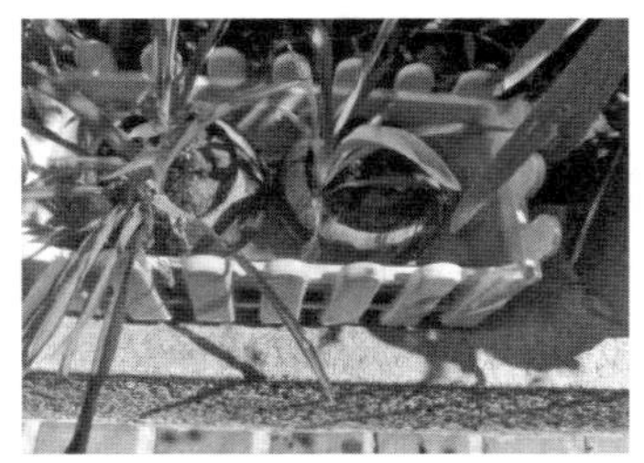

附图3－50　花柱凹槽

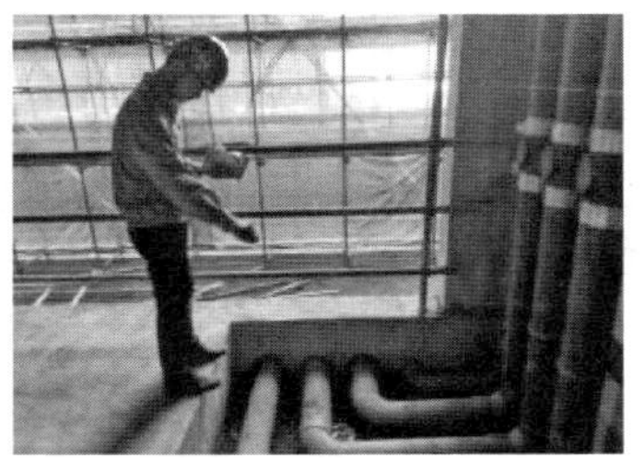

附图3－51　保险杆凹槽

五、建筑工地

（1）积水的容器，如铁桶、塑料桶、漱洗设备等（附图3－52和附图3－53）。

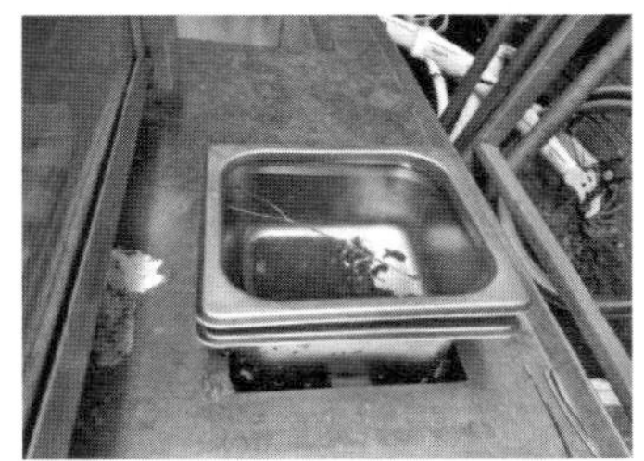

附图3－52　积水的漱洗盆－1

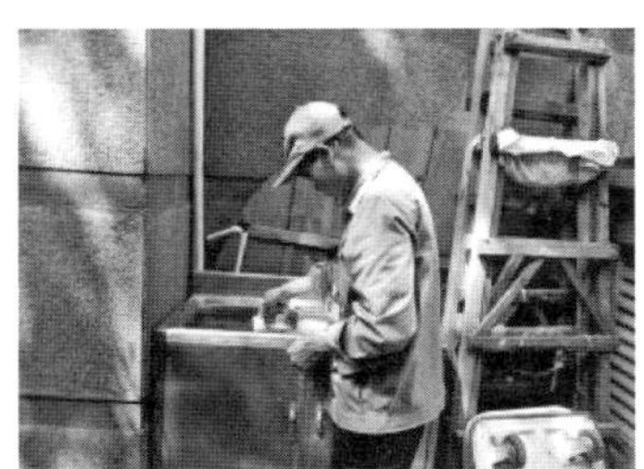

附图3－53　积水的漱洗盆－2

（2）地下室及地面积水（附图3－54和附图3－55）。

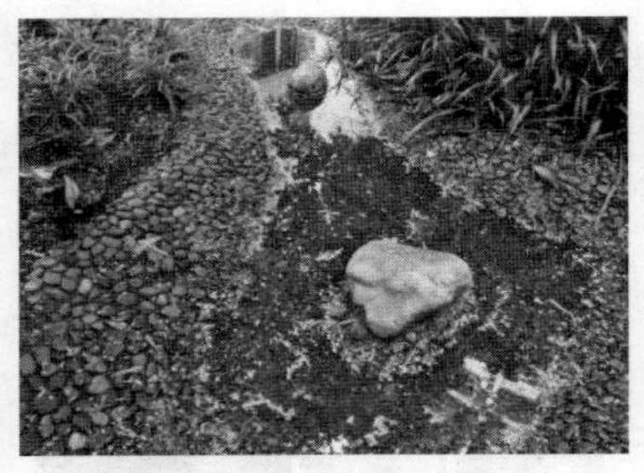
附图 3 –54　地面积水 –1

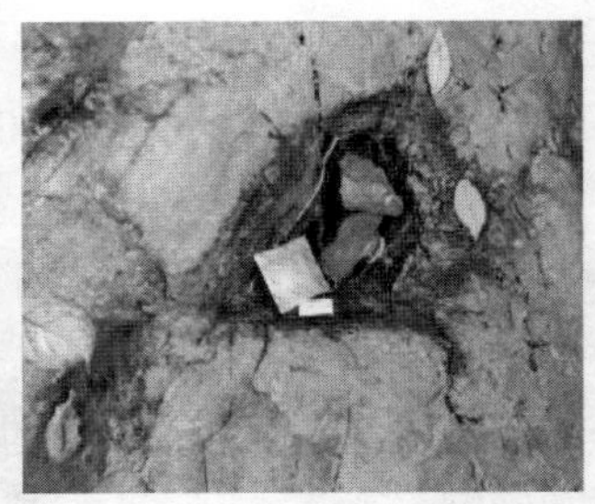
附图 3 –55　地面积水 –2

（3）支架积水（附图 3 –56）。

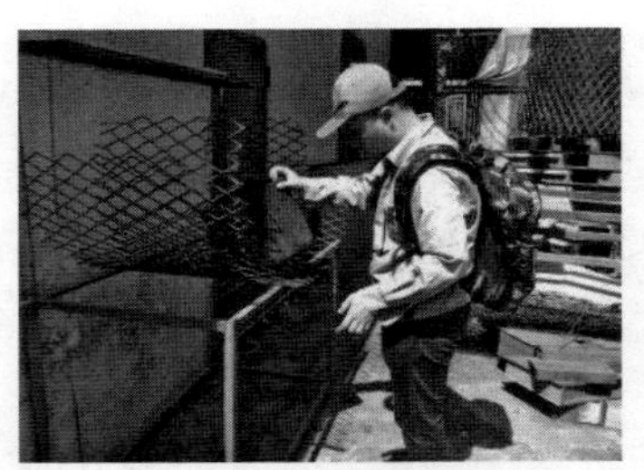
附图 3 –56　支架积水

（4）生活垃圾中塑料薄膜、塑料瓶、盒、杯积水（附图 3 –57 和附图 3 –58）。

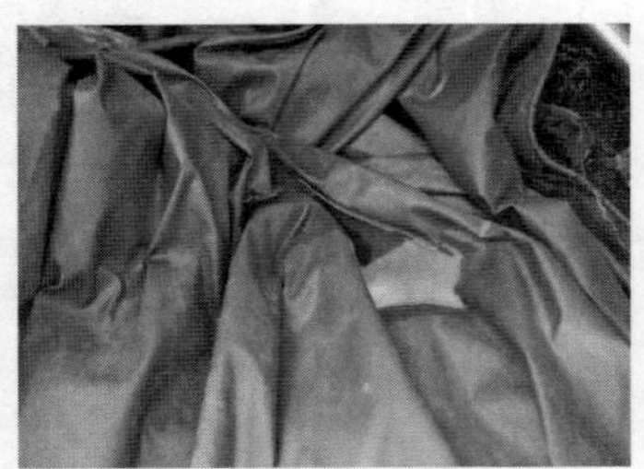
附图 3 –57　塑料薄膜积水

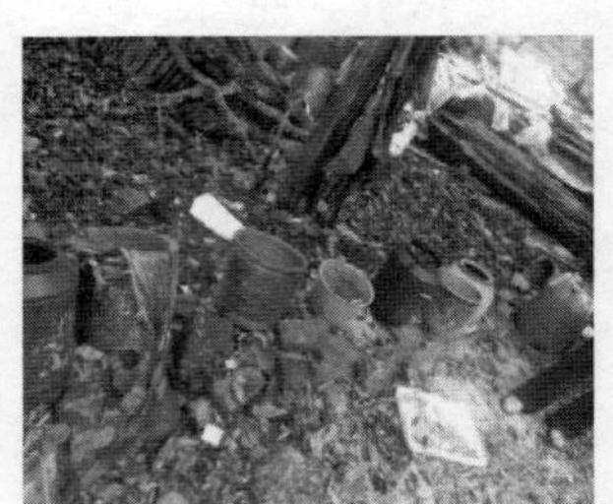
附图 3 –58　塑料桶积水

六、市场

（1）排水沟（附图 3－59 和附图 3－60）。

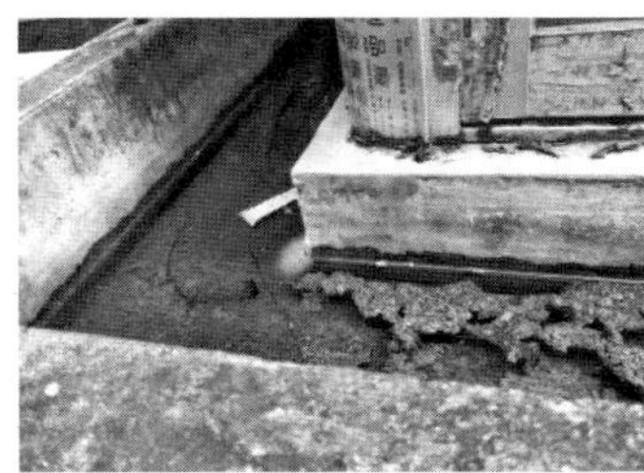

附图 3－59　排水沟积水－1

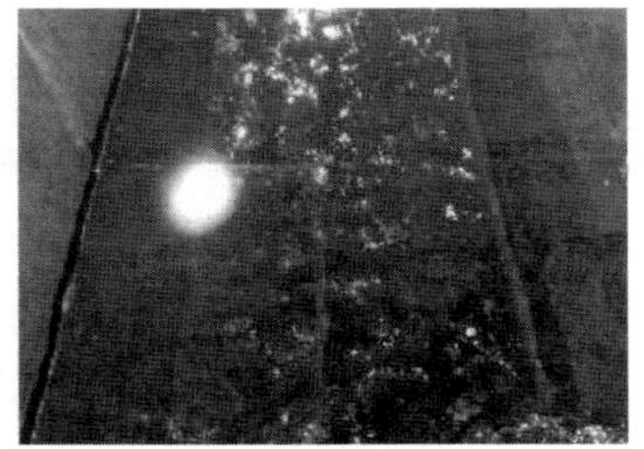

附图 3－60　排水沟积水－2

（2）楼顶积水（附图 3－61 和附图 3－62）。

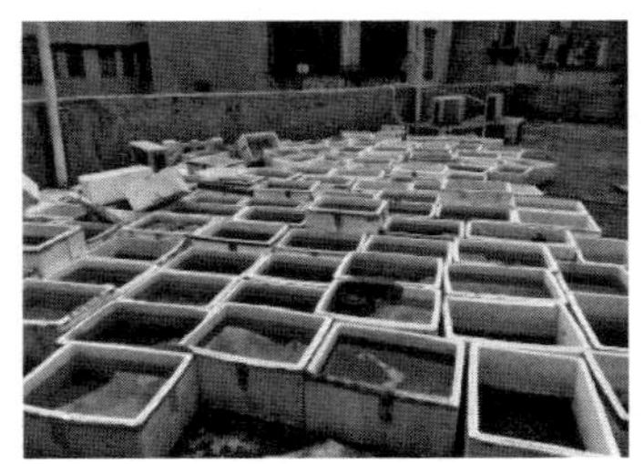

附图 3－61　楼顶积水－1

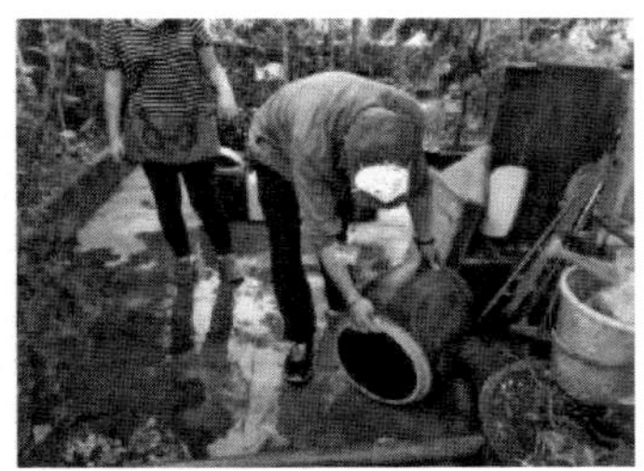

附图 3－62　楼顶积水－2

（3）贮水的水泥槽、塑料桶、水桶等容器（附图 3－63 和附图 3－64）。

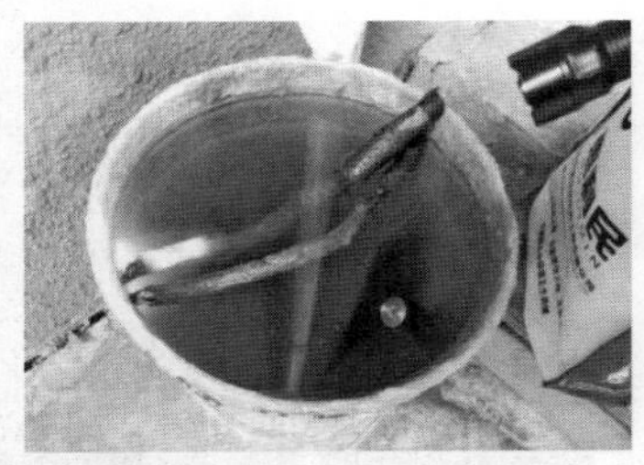
附图 3－63　塑料桶积水－1

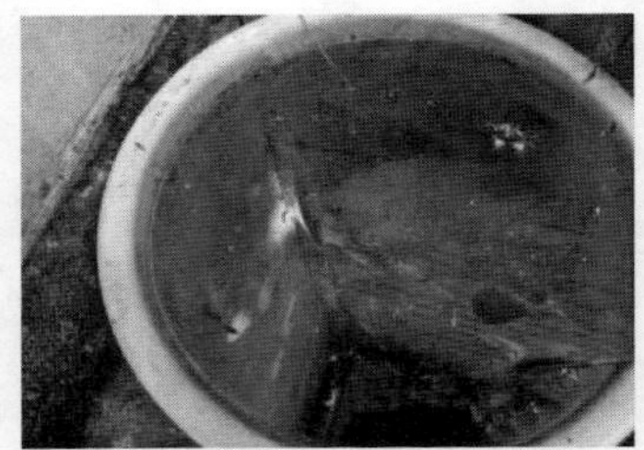
附图 3－64　塑料桶积水－2

（4）地下室积水。

（5）摊架下各种积水容器（附图 3－65 和附图 3－66）。

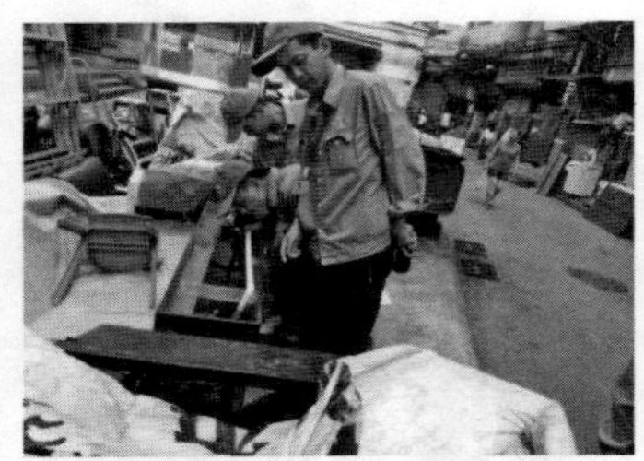
附图 3－65　摊架积水－1

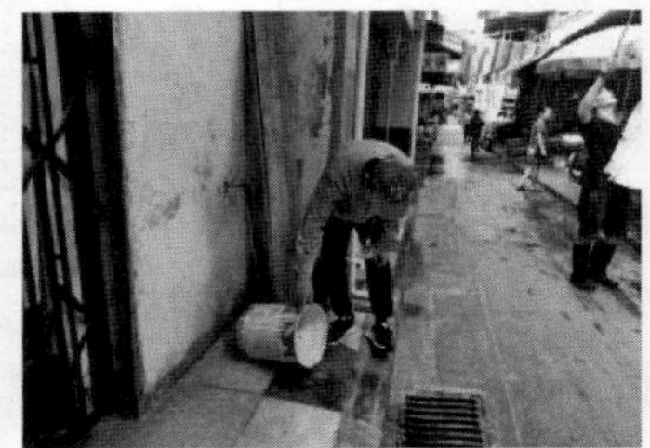
附图 3－66　摊架积水－2

七、暂无人居住的房屋或空屋

（1）特别注意屋顶有破洞及雨水可进入的房屋（附图 3－67）。

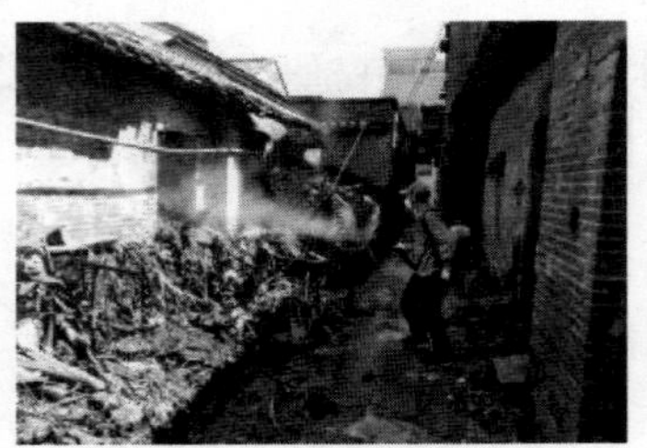
附图 3－67　积水的房屋

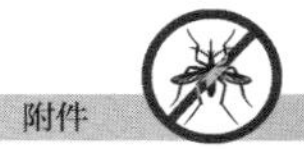

（2）水泥槽、水塔、冷却水塔（附图3－68和附图3－69）。

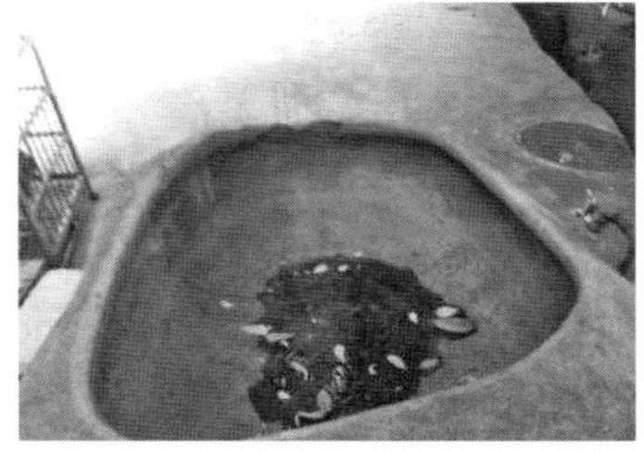

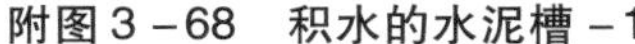

附图3－68　积水的水泥槽－1

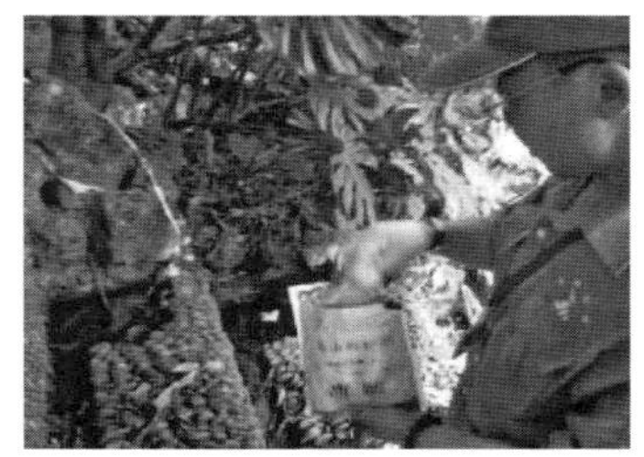

附图3－69　积水的水泥槽－2

（3）楼顶积水（附图3－70）。

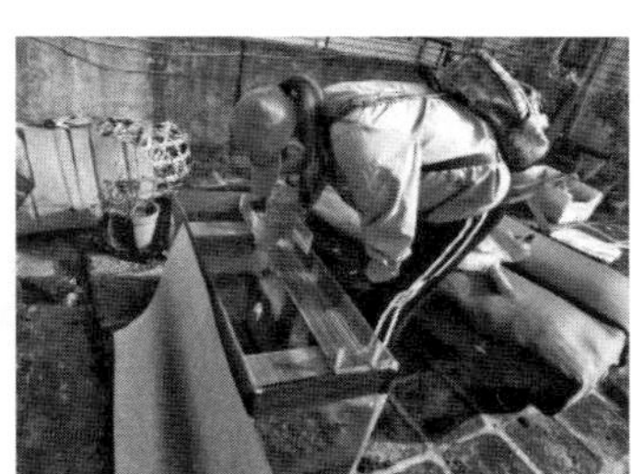

附图3－70　楼顶积水

（4）马桶积水（附图3－71和附图3－72）。

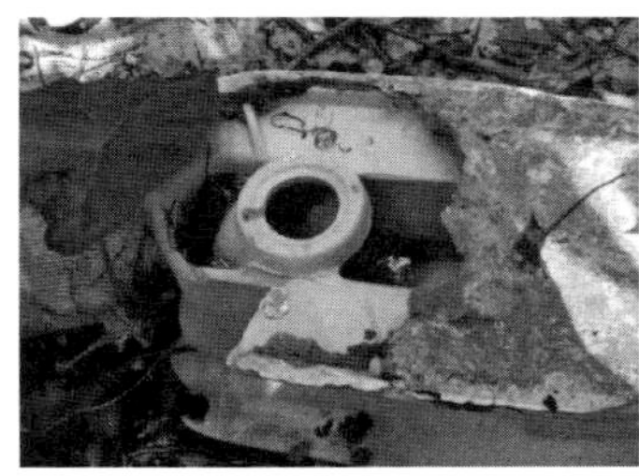

附图3－71　马桶积水－1

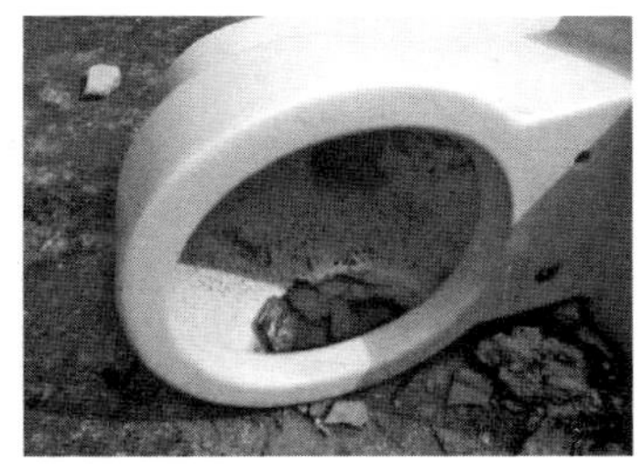

附图3－72　马桶积水－2

（5）储水塑料桶、水桶等容器（附图3－73和附图3－74）。

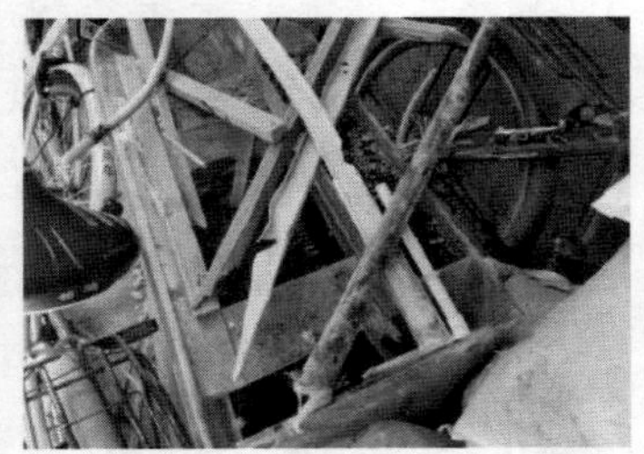

附图3－73　储水塑料桶

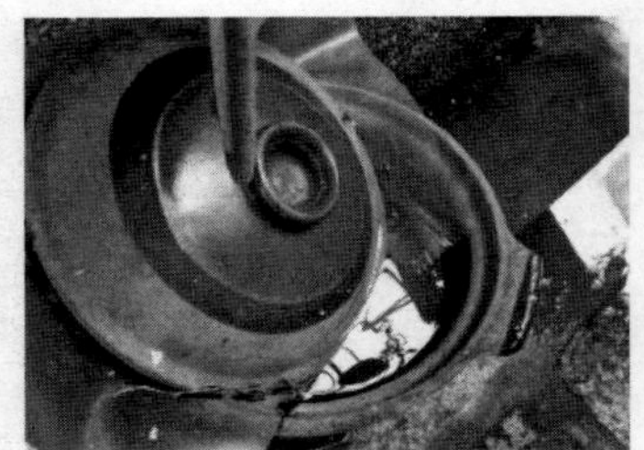

附图3－74　储水桶

（6）其他储水容器等（附图3－75～附图3－77）。

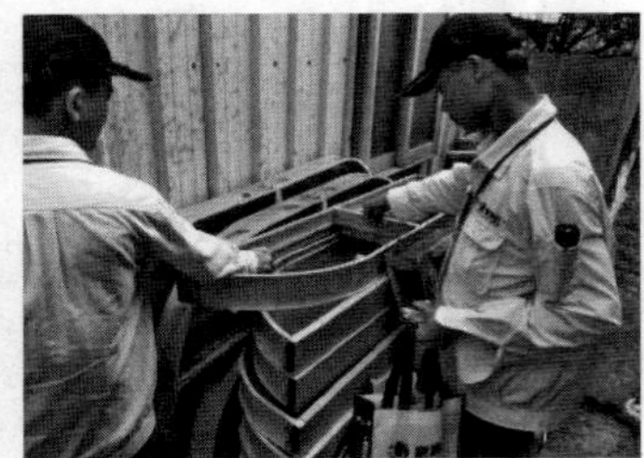

附图3－75　其他储水容器－1

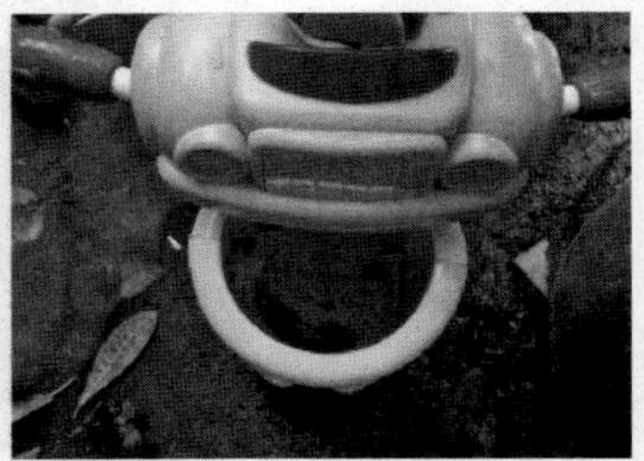

附图3－76　其他储水容器－2

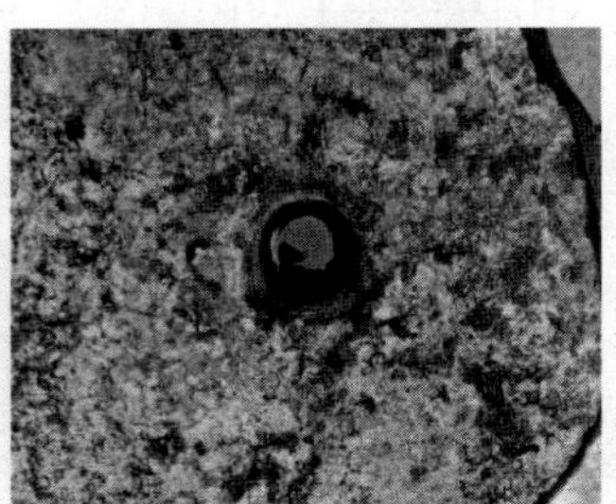

附图3－77　其他储水容器－3

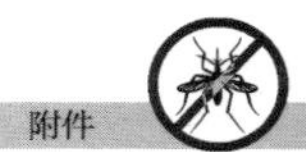

（7）其他特殊滋生源，如蒸气熨斗贮水槽、渔船船舶、游艇（附图3－78）。

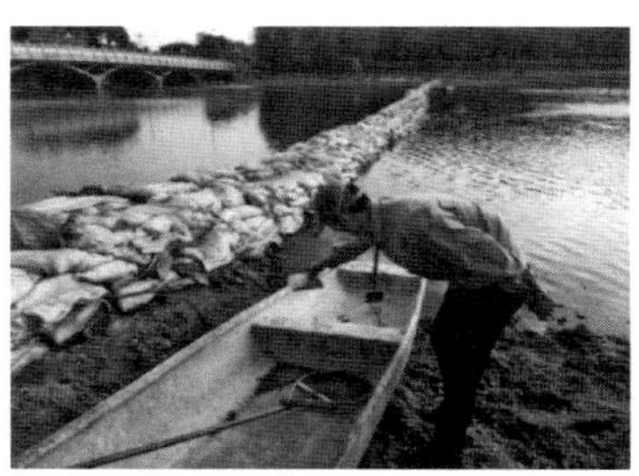

附图3－78　积水的渔船

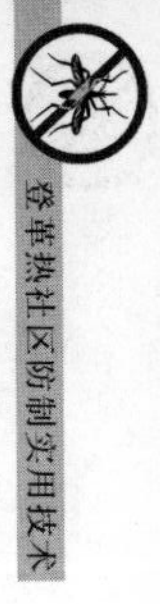

附件4　蚊媒监测系列用表

蚊媒监测系列用表见附表4－1～附表4－10。

附表4－1　白纹伊蚊诱蚊诱卵器监测记录

气温/℃；RH/%；气候/晴、雨、风

编号	环境（内/外）	调查地点	布诱蚊诱卵器个数	实收诱蚊诱卵器个数	蚊阳性个数	卵阳性个数	蚊或卵阳性个数	蚊虫总数	诱蚊诱卵器阳性指数

诱蚊诱卵器阳性指数＝蚊或卵阳性个数/实收诱蚊诱卵器个数×100%

填表单位（盖章）：________；填表人：________；填表日期：________

附表 4－2　白纹伊蚊诱蚊诱卵器监测统计

监测街镇	环境类型	回收					阳性指数	白纹伊蚊数	埃及伊蚊数	其他
		个数	（卵＋）数	（成蚊＋）数	（卵及成蚊＋）数	阳性数合计				
	居民区									
	公园									
	医院									
	工地									
	废品收购站									
	其他									
	小计									
	居民区									
	公园									
	医院									
	工地									
	废品收购站									
	其他									
	小计									

（续表 4－2）

监测街镇	环境类型	回收					阳性指数	白纹伊蚊数	埃及伊蚊数	其他
		个数	（卵＋）数	（成蚊＋）数	（卵及成蚊＋）数	阳性数合计				
合计	居民区									
	公园									
	医院									
	工地									
	废品收购站									
	其他									
	合计									

填表单位（盖章）：________；填表人：________；填表日期：________

附表 4－3　外环境白纹伊蚊蚊幼滋生地调查监测现场记录

监测场所名称	检查距离	阳性积水数	有无遮挡	1		2		3		4		5		6		7		8		9		10		11		12		13		14		15		16		17		合计	
				水生植物		玻璃容器		陶瓷容器		金属容器		塑料容器		一次性容器		花盆		花盆托盘		水池		废轮胎		树洞竹筒		灰斗		搅拌机		地表小积水		建筑构件		其中废弃容器		其中闲置容器			
				数	+	数	+	数	+	数	+	数	+	数	+	数	+	数	+	数	+	数	+	数	+	数	+	数	+	数	+	数	+	数	+	数	+	数	+
				有																																			
				无																																			
				有																																			
				无																																			
				有																																			
				无																																			
				有																																			
				无																																			
				有																																			
				无																																			
合计				有																																			
				无																																			

填表单位（盖章）：________；填表人：________；填表日期：________

附表4-4　外环境白纹伊蚊蚊幼滋生地调查监测现场统计

监测单位数	检查距离	阳性积水数	有无遮挡	1		2		3		4		5		6		7		8		9		10		11		12		13		14		15		16		17		合计	
				水生植物		玻璃容器		陶瓷容器		金属容器		塑料容器		一次性容器		花盆		花盆托盘		水池		废轮胎		树洞竹筒		灰斗		搅拌机		地表小积水		建筑构件		其中废弃容器		其中闲置容器			
				数	+	数	+	数	+	数	+	数	+	数	+	数	+	数	+	数	+	数	+	数	+	数	+	数	+	数	+	数	+	数	+	数	+	数	+
				有																																			
				无																																			
				小计																																			
				有																																			
				无																																			
				小计																																			
				有																																			
				无																																			
				小计																																			

填表单位（盖章）：________；填表人：________；填表日期：________

附表 4－5　外环境白纹伊蚊蚊幼滋生地调查监测现场统计（按环境类型统计）

环境类型	监测单位数	检查距离	阳性积水数	有无遮挡	1		2		3		4		5		6		7		8		9		10		11		12		13		14		15		16		17		合计	
					水生植物		玻璃容器		陶瓷容器		金属容器		塑料容器		一次性容器		花盆		花盆托盘		水池		废轮胎		树洞竹筒		灰斗		搅拌机		地表小积水		建筑构件		其中废弃容器		其中闲置容器			
					数	+	数	+	数	+	数	+	数	+	数	+	数	+	数	+	数	+	数	+	数	+	数	+	数	+	数	+	数	+	数	+	数	+	数	+
机团单位					有																																			
					无																																			
建筑工地					有																																			
					无																																			
公园					有																																			
					无																																			
特种行业					有																																			
					无																																			
其他					有																																			
					无																																			
合计					有																																			
					无																																			

填表单位（盖章）：________；填表人：________；填表日期：________

附表 4-6　居民户白纹伊蚊蚊幼滋生地调查监测现场记录

户编号	门牌	有遮挡积水容器数	1		2		3		4		5		6		7		8		9		10		11		12		13		14		15		16		17		合计	
			水生植物		玻璃容器		陶瓷容器		金属容器		塑料容器		一次性容器		花盆		花盆托盘		水池		废轮胎		树洞竹筒		灰斗		搅拌机		地表小积水		建筑构件		其中的废弃容器		其中的闲置容器			
			数	+	数	+	数	+	数	+	数	+	数	+	数	+	数	+	数	+	数	+	数	+	数	+	数	+	数	+	数	+	数	+	数	+	数	+

填表单位（盖章）：________；填表人：________；填表日期：________

附表 4－7 居民户白纹伊蚊蚊幼滋生地调查监测现场统计

街镇名称	户数	阳性户数	有无遮挡	1 水生植物		2 玻璃容器		3 陶瓷容器		4 金属容器		5 塑料容器		6 一次性容器		7 花盆		8 花盆托盘		9 水池		10 废轮胎		11 树洞竹筒		12 灰斗		13 搅拌机		14 地表小积水		15 建筑构件		16 其中的废弃容器		17 其中的闲置容器		合计	
				数	+	数	+	数	+	数	+	数	+	数	+	数	+	数	+	数	+	数	+	数	+	数	+	数	+	数	+	数	+	数	+	数	+	数	+
				有																																			
				无																																			
				有																																			
				无																																			
				有																																			
				无																																			
				有																																			
				无																																			
				有																																			
				无																																			
合计				有																																			
				无																																			

填表单位（盖章）：________；填表人：________；填表日期：________

附表 4－8　电动吸蚊器监测记录

气温/℃；RH/%；气候/晴、雨、风

街镇居委名称	调查地点/环境类型	电动吸蚊器个数	电动吸蚊时间/min	吸蚊只数	蚊种类型									
					白纹伊蚊		致倦库蚊		三带喙库蚊		中华按蚊		其他	
					♂	♀	♂	♀	♂	♀	♂	♀	♂	♀
合计														

填表单位（盖章）：________；填表人：________；填表日期：________

附表 4－9　电动吸蚊器监测统计

环境类型	电动吸蚊器个数（人数）	电动吸蚊时间/min	吸蚊只数	总白纹伊蚊成蚊密度/（人$^{-1}$·时$^{-1}$）	雌性白纹伊蚊成蚊密度/（人$^{-1}$·时$^{-1}$）	蚊种类型									
						白纹伊蚊		致倦库蚊		三带喙库蚊		中华按蚊		其他	
						♂	♀	♂	♀	♂	♀	♂	♀	♂	♀
居民区															
公园															
医院															
工地															
废品收购站															
其他															
合计															

填表单位（盖章）：________；填表人：________；填表日期：________

附表 4－10　白纹伊蚊幼虫采样信息登记

________区（县级市）；送样日期：_______；送样人：_______

样本编号	采样地点	滋生场所类型*	积水类型*	采样日期	幼虫数量

* 滋生场所及积水类型按《白纹伊蚊密度监测方案》的类型填写

填表单位（盖章）：_______；填表人：_______；填表日期：_______

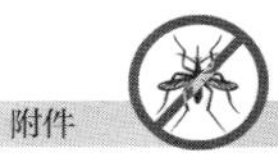

附件5　灭蚊周记（参考模板）

灭蚊周记模板见附表5－1。

附表5－1　灭蚊周记（参考模板）

第______周

检查日期：______月____日。

检查范围：室内：______个房间，共______ m^2。

室外：______m^2，共______个标准间（每15 m^2 折算为1个标准间）。

	积水容器种类	积水数量/宗	有蚊虫滋生/宗	对存在问题的处理方法
1	种养水生植物	室内： 室外：	室内： 室外：	
2	玻璃、陶瓷、金属、塑料等容器	室内： 室外：	室内： 室外：	
3	一次性容器（饭盒、纸杯等）	室内： 室外：	室内： 室外：	
4	花盆	室内： 室外：	室内： 室外：	
5	花盆托盘	室内： 室外：	室内： 室外：	

（续附表 5 – 1）

	积水容器种类	积水数量/宗	有蚊虫滋生/宗	对存在问题的处理方法
6	水池	室内： 室外：	室内： 室外：	
7	废轮胎	室内： 室外：	室内： 室外：	
8	树洞竹筒	室内： 室外：	室内： 室外：	
9	排水渠、沙井	积水数：	阳性数：	
10	楼顶天台（积水种类：　　　）	积水数：	阳性数：	
11	停车场（积水种类：　　）	积水数：	阳性数：	
12	其他小积水（　　　）	室内： 室外：	室内： 室外：	
	合计	室内： 室外：	室内： 室外：	

本周是否组织喷洒灭蚊：是；否。若是，用药名称：____；数量：____L；喷洒面积：____m^2。

检查人签名：________________；责任人签名：________________

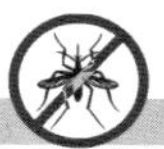

附件6　白纹伊蚊的主要滋生习性及其控制方法

白纹伊蚊的生活史包括卵、幼虫、蛹、成蚊等4个阶段，其中，卵、幼虫和蛹必须在水中才能发育、生长。在适宜的条件（25～33 ℃）下，白纹伊蚊从卵孵化至成蚊羽化的发育时间为10.5～11.5天。刚羽化的成蚊经过1天左右时间便可吸血和交配，雌性白纹伊蚊需吸血才能使其卵巢发育。吸血雌蚊的卵巢经过3天左右的时间发育成熟后，便寻找水体进行产卵，这些水体即为滋生地。

白纹伊蚊滋生地主要为各种小型或容器积水，包括室内和室外多种人工和（或）天然的静滞小水体。常见的滋生地包括：由玻璃、陶瓷、金属和塑料等制成的各类容器；用于快餐或饮料的一次性饭盒、碗、杯子等一次性容器；花盆和花盆托盘；树洞、竹筒；水生植物（如富贵竹、万年青等）；贮水池、灰斗、搅拌机、沟槽、反梁、假山石窝等；废轮胎；地表小积水；塑料布皱褶积水；某些地下室集水井等。

凡是小型水体均有可能成为白纹伊蚊幼虫的滋生地。因此，在各种环境中，必须尽可能去检查和发现各种小型或容器积水并予以及时控制，主要控制方法包括：①及时清除无用的废弃容器；②妥善放置闲置容器，如放在不会被雨淋到的地方；③定期更换如水生植物、蓄水容器里的水；④填堵树洞竹筒；⑤废轮胎刺穿引流；⑥投放灭蚊缓释剂，以杀灭蚊幼虫。

附件7　登革热流行病学个案调查表

登革热流行病学个案调查见附表7－1。

附表7－1　登革热流行病学个案调查

区（县级市）：________　　国标码：□□□□□□□

病例编号：□□□□□□

病例类型：①本地感染病例；②输入性病例。

一、基本情况

（1）患者姓名：________　联系电话：____________

如患者年龄不足14岁，则家长姓名：______________

（2）性别：①男；②女。

（3）年龄：______岁。

（4）现住址或家庭住址：__________省（自治区/直辖市）________市________县（市/区）__________乡（镇/街道）__________村（居委会）________________________________

（5）工作单位：____

（6）工作单位地址：__________省（自治区/直辖市）__________市________县（市/区）__________乡（镇/街道）__________村（居委会）________________________________

（7）职业：①幼托儿童；②散居儿童；③学生；④教师；⑤保育保姆；⑥饮食从业人员；⑦商业服务；⑧医务人员；⑨工人；⑩民工；⑪农民；⑫牧民；⑬渔（船）民；⑭干部职员;；⑮离退人员；⑯家务待业；⑰其他。

（续附表7-1）

（8）若是输入性病例，请填写以下内容：

A. 国籍：________

B. 从何处入境本地：__________________________

C. 感染地停留时间：____年__月__日至____年__月__日。

D. 入境口岸：__________；入境时间：____年__月__日。

E. 入境原因：①旅游及导游；②商贸往来；③劳务或工作；④留学；⑤探亲访友；⑥入穗就医；⑦其他：________

F. 入境后到经地区及停留时间：

地点1：________；日期：____年__月__日至____年__月__日。

地点2：________；日期：____年__月__日至____年__月__日。

地点3：________；日期：____年__月__日至____年__月__日。

地点4：________；日期：____年__月__日至____年__月__日。

G. 输入病例就诊类型：①有广州逗留史病例（超过1天）；②直接入穗就诊或入院病例；③经穗中转病例。

二、发病与临床症状

（1）发病日期：________年____月____日。

（2）首发症状：____

（3）相关症状体征：____

A. 发热（38℃以上）：①有；②无；③不详。

如有，则日期：____月____日至____月____日，最高体温：____℃，或（未）检测。

B. 关节痛：①有；②无；③不详。

如有，则日期：____月____日至____月____日，主要累及的关节为（可多选）：____

①手腕；②脚踝；③脚趾；④手指；⑤膝；⑥肘；⑦肩关节；⑧脊柱；⑨其他。

C. 皮疹：①有；②无；③不详。

若有，则起止日期：____月____日至____月____日。

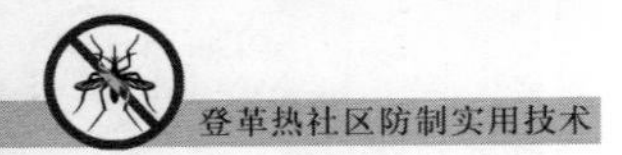

（续附表 7－1）

皮疹类型：①斑丘疹；②麻疹样皮疹条/线状；③猩红热样皮疹簇状；④红斑疹；⑤皮岛样表现；⑥其他。

皮疹部位（可多选）：①全身；②躯干；③四肢；④面部；⑤其他。

D. 出血症状：①有；②无；③不详。

若有，则起止日期：____月____日至____月____日。

出血部位为（多选）：________________________

①结膜出血；②鼻出血；③牙龈出血；④呕血；⑤咯血；⑥便血；⑦血尿；⑧月经过多或经期过长；⑨颅内出血；⑩胸腹腔出血；⑪其他。

E. 皮肤出血点：①有；②无；③不详。

若有，则起止日期：____月____日至____月____日。若出血点为：①散在瘀点；②瘀斑；③紫癜；④注射部位出血；⑤其他__________。

F. 其他临床表现表（备注栏中应进一步详细说明）。

临床表现	有无（①有；②无）	起始时间（××月××日）	终止时间（××月××日）	备注
头痛				
结膜充血				
颜面潮红				
肌肉痛				
骨关节疼痛				
眼眶后痛				
明显疲乏				
恶心呕吐				
腹痛腹泻				
精神症状				
休克表现				

（续附表 7－1）

续表

临床表现	有无（①有；②无）	起始时间（××月××日）	终止时间（××月××日）	备注
肝大				
脾大				
淋巴结肿大				
退热期前后病情恶化				

三、就诊经过

就诊日期	就诊医院名称	就诊类型（①门诊；②住院）	门诊或住院号	门诊或住院日期	备注（住院号等）

四、既往史

（1）既往疾病：________________

①糖尿病；②高血压；③慢性支气管炎；④肝炎；⑤胃炎；⑥甲亢；⑦肾病；⑧风湿病；⑨贫血；⑩G6PD 缺乏症；⑪其他；⑫无。

（续附表 7－1）

(2) 既往是否患过基孔肯雅热：①是；②否；③不详。

若有，则发病时间：____年____月。

(3) 既往是否患过登革热：______。①是；②否；③不详。

若有，则发病时间：____年____月。

(4) 既往是否患过乙型脑炎：______。①是；②否；③不详。

若有，则发病时间：____年____月。

(5) 既往是否注射过以下疫苗：______________________。若有注射，注射时间：____年____月。

①黄热病疫苗；②乙型脑炎疫苗；③未注射过以上两种疫苗。

五、发病前后活动情况

1. 外出史

(1) 发病前 2 周内是否有外出（离开本区县及出境旅游）史：______ ①是；②否。

如果否，跳至“2. 发病前后在本地的主要活动情况”。

如果是，地点 1：____；日期：____年__月__日至____年__月__日。

地点 2：____；日期：____年__月__日至____年__月__日。

地点 3：____；日期：____年__月__日至____年__月__日。

返回时间（或入境时间）：____年____月____日。

同行团队名称（或旅行社名称）：

同行人员姓名 1：电话：____________健康状况：____________

同行人员姓名 2：电话：____________健康状况：____________

同行人员姓名 3：电话：____________健康状况：____________

同行人员姓名 4：电话：____________健康状况：____________

同行人员姓名 5：电话：____________健康状况：____________

(2) 外出期间是否明确有蚊虫叮咬史：①是；②否。

如果是，则叮咬地点为：

地点 1：________；地点 2：________；地点 3：________。

（续附表7－1）

2. 发病前后在本地的主要活动情况（应注明具体地点，备注栏进一步详细）

项目	日期	家中	工作单位	公园	运动场所	市场	学校	医院	其他	备注
发病第6天										
停留时间/h										
发病第5天										
停留时间/h										
发病第4天										
停留时间/h										
发病第3天										
停留时间/h										
发病第2天										
停留时间/h										
发病当天										
停留时间/h										
发病前1天										
停留时间/h										
发病前2天										
停留时间/h										
发病前3天										
停留时间/h										
发病前4天										
停留时间/h										
发病前5天										
停留时间/h										

（续附表 7－1）

续表

项目	日期	家中	工作单位	公园	运动场所	市场	学校	医院	其他	备注
发病前 6 天										
停留时间/h										
发病前 7 天										
停留时间/h										
发病前 8 天										
停留时间/h										
发病前 9 天										
停留时间/h										
发病前 10 天										
停留时间/h										
发病前 11 天										
停留时间/h										
发病前 12 天										
停留时间/h										
发病前 13 天										
停留时间/h										
发病前 14 天										
停留时间/h										
发病前 15 天										
停留时间/h										

（续附表7-1）

是否明确有蚊虫叮咬史：①是；②否。

若是，则叮咬地点类型为：①室内叮咬（多）；②室外叮咬（多）。

叮咬地点1：________；地点2：________；地点3：________。

六、接触者健康状况

（1）有无家庭其他成员/接触者出现过类似症状：①有；②无；③不详。

（2）家中人口数：____人，出现类似症状者：____人。

（3）工作单位所在部门人数：____人，出现类似症状者：____人。

请将出现类似症状的家庭成员或同事的相关情况填入下表。

姓名	与患者关系	年龄	性别	发病日期	就诊情况	采样日期	备注

七、住所（病家）环境相关因素

（1）防蚊设备（可多选）：____________。

①蚊帐；②蚊香；③纱门或纱窗；④灭蚊剂；⑤其他：____。

（2）积水容器类型（可多选）：____________。

①花瓶；②瓦盆；③铁罐；④碗碟缸；⑤池塘；⑥树洞；⑦竹桩；⑧假山；⑨盆景；⑩其他________。

八、病例地理信息

（1）现住址：经度：____；纬度：____；定位精度：______________。

（2）工作地址：经度：____；纬度：____；定位精度：______________。

（续附表7－1）

九、病例血常规、血清学、病原学检测及相关临床检查结果（未做者请注明为“未做”）

采样日期	送检日期	检测日期	检测单位	WBC/ $\times 10^9$	中性粒细胞（%）	淋巴细胞（%）	血小板计数 $\times 10^9$	凝血时间	AST	IgM	IgG	备注

（1）红细胞压积：①正常；②异常；③未做此项检查。

（2）脑脊液：①正常；②异常；③未做此项检查。

（3）肝功能：①正常；②异常；③未做此项检查。

（4）尿常规：①正常；②异常；③未做此项检查。

（5）束臂试验：①阳性；②阴性；③未做此项检查。

十、临床诊断

（1）类型：①登革热；②登革热出血热；③登革热休克综合征。

（2）轻重型：①轻症登革热；②重症登革热。

（3）其他疾病诊断（包括合并症）；________________

十一、其他需补充内容

____

调查地点：________________；调查单位：________________

调查者：________________；调查日期：______年____月____日

附件8　登革热病例调查报告（参考模板）

关于××区登革热实验室确诊病例的调查处置报告

××卫生和计划生育委员会：

××××年××月××日，我市××医院报告××区××（街/镇）一例本地登革热疑似病例。经初步调查，该病例于××日发病，病前2周有/无____活动史。××日，××疾病预防控制中心对患者恢复期血清检测结果为IgG抗体阳转，病例已订正为我市××区本地登革热实验室确诊病例。现将该病例调查处置情况报告如下。

一、发病及就诊经过

患者××，男/女，××岁，××人，从事××，现住××。患者目前就职于××。

患者于××时出现××症状。患者于××时前往××医院就诊，体温××℃，医院诊断为"××"，接诊医生予××治疗。因症状未缓解，患者于××时前往××医院急诊就诊，体温××℃，血常规示白细胞计数××个/升，血小板计数××个/升，医院予对症治疗。患者于××日开始出疹，此为遍布躯干四肢的红斑疹。××日，患者多次到××分医院就诊，血常规示××。经对症治疗，××。

二、登革热病毒检测结果

××医院于××日采患者血样。××日，登革病毒核酸检测结果为 PCR 阳性。××日，医院以登革热疑似病例网报。患者于××日和××日的血样经市疾病预防控制中心检测复核，结果均为登革病毒 NS1 阳/阴性，IgM 阳/阴性，IgG 阳/阴性，PCR 阳/阴性。××日，市疾病预防控制中心检测患者于××日采集的恢复期血清，结果为 IgM 阳性，IgG 阳性。由于 IgG 抗体阳转，该病例已符合实验室确诊病例标准。

三、流行病学调查情况

1. 患者近期活动史

患者发病前 2 周活动史及外出史，主要从事××，工作地点在××区，主要活动在××区，偶尔前往××区。患者每周工作××天。上班时间为××时至××时，日常活动史××。患者发病后活动史××。患者自诉有/无蚊虫叮咬。

2. 疫点环境调查

患者居住于××。该楼每层有××间房，每间房××m^2。患者租住于××房，家中环境××，有/无安装纱网、纱门并悬挂蚊帐，平时有/无使用气雾剂进行室内灭蚊。

该村目前约有居民××户，常住人口约××人。描述疫点环境及存在的一些问题。

四、初步结论

根据该患者的流行病学史、临床表现和实验室检测结果，可以判定该患者为××区登革热实验室确诊病例，其感染来源为××。

五、已采取措施

（1）病例的隔离诊治。××。

（2）疫情调查与蚊媒评估。××。

（3）开展疫情处置工作。××。

（4）入户工作。××。

（5）外环境滋生地清理和成蚊灭杀。××。

（6）病例搜索和应急监测。××。

（7）疫点督导与评估。××。

六、疫情风险评估

×××××。

七、下一步工作建议

该疫点经过××，但当前疫点仍存在××等问题，处置工作仍需进一步加强和细化。

（1）××××。

（2）××××。

（3）××××。

××疾病预防控制中心

××××年××月××日

附件 9　病例居家隔离者随访登记表

附表 9－1　居家隔离者随访登记

________区　　　　随访实施人：________、________

编号	姓名	性别	年龄	家庭住址	发病时间	随访开始时间	随访记录										随访结束时间
							第 1 天	第 2 天	第 3 天	第 4 天	第 5 天	第 6 天	第 7 天	第 8 天	第 9 天	第10天	
							体温/症状	体温/症状	体温/症状	体温/症状	体温/症状	体温/症状	体温/症状	体温/症状	体温/症状	体温/症状	

症状：登革热发病过程中的重要临床表现有剧烈头疼、眼眶痛、皮疹等

附件10　共同暴露或密切接触者随访登记表

附表10－1　共同暴露或密切接触者随访登记

________区　　　　　　　　　　随访实施人：________、________

编号	姓名	性别	年龄	家庭住址	随访开始时间	随访记录														随访结束时间
						第1天	第2天	第3天	第4天	第5天	第6天	第7天	第8天	第9天	第10天	第11天	第12天	第13天	第14天	
						体温/症状	体温/症状	体温/症状	体温/症状	体温/症状	体温/症状	体温/症状	体温/症状	体温/症状	体温/症状	体温/症状	体温/症状	体温/症状	体温/症状	

症状：登革热发病过程中的重要临床表现有剧烈头疼、眼眶痛、皮疹等

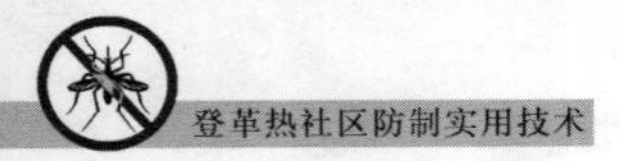

附件11　登革热疫点现场处置工作方案（参考模板）

背景：××月××日下午，××街××社区居委会发生×例（输入性或本地）登革热（疑似或确诊）病例，为规范措施，及时有效控制疫情，现根据《广东省登革热防控专业技术指南（2015年版）》及现场实际情况，特制定本方案。

一、防控原则

坚持“街道组织，部门各负其责，全体居民参与”的工作原则，落实四方责任，开展全面蚊媒滋生地清理和成蚊杀灭等综合防控措施。

二、防控时间

自××月××日患者被有效隔离，再加一个最长外潜伏期和内潜伏期（25天）至××月××日，如无续发病例，且蚊媒指标达标，疫情即可结束。

三、处置范围

核心区（以病家为中心半径100 m或200 m以内的空间范围）和警戒区（以核心区以外扩展半径200 m的空间范围）。

核心区：东至×××，西至×××，北至×××，南至×××。

警戒区：东至×××，西至×××，北至×××，南至×××。

四、工作目标

（1）疫点在接报疫情信息后7天内将蚊媒密度控制到安全水平。蚊媒密度指标*BI*小于5，*ADI*小于2只/（人·小时），*SSI*小于1，*MOI*小于5为安全范围。

（2）自××月××日患者被有效隔离，25天内无续发病例。

五、工作职责

（一）街道办事处

（1）制定疫点现处置工作方案。

（2）组织居（村）委、消毒站和责任主体单位开展蚊媒控制行动，入户调查、清除滋生地、迅速杀灭成蚊，尽快降低蚊媒密度。

（3）督促××机团单位、××学校、××医疗机构、××建筑工地、××物业小区、××公园、××农贸市场等责任主体落实疫情防控清积水和灭蚊工作。

（4）对工作人员进行应急培训，并对清积水工作质量进行监督。

（5）开展防蚊灭蚊知识宣传，发动群众大力开展爱国卫生运动。

（二）消毒站

（1）制定疫点（核心区、警戒区）灭蚊工作计划。

（2）对疫点职责范围实施灭蚊工作。

（3）对疫点其他责任主体单位聘请的有害生物防治公司灭蚊工作进行评估。

（4）对公共外环境蚊媒滋生地进行摸底、清除和信息反馈。

（三）居委会

（1）制定疫点滋生地清除工作计划。

（2）对疫点范围内居民户进行摸底造册并清除蚊媒滋生地。

（3）对疫点蚊媒滋生地清除情况进行自评。

(4) 对疫点居民进行病例主动搜索。

(5) 协助社区卫生服务机构、区登革热防控专业队伍开展疫点蚊媒应急监测。

(6) 协助社区卫生服务机构对疫点居民进行人群抗体水平监测。

(7) 开展蚊媒防控健康宣传。

(四) 环监所

负责落实疫点环境卫生，做好环境卫生清扫及垃圾的清运工作，及时清除地面积水及各类积水容器。

(五) 责任主体单位

(1) 制定责任主体单位蚊媒滋生地清除和灭蚊工作计划。

(2) 组织实施责任主体单位蚊媒滋生地清除和灭蚊工作。

(3) 对责任主体单位蚊媒防控效果进行自评。

(4) 对责任主体单位内居民进行病例主动搜索。

(5) 协助社区卫生服务机构、区登革热防控专业队伍开展疫点蚊媒应急监测、病家及所在建筑体室内灭蚊。

(6) 对疫点居民进行人群抗体水平监测。

(7) 开展蚊媒防控健康宣传。

(六) 社区卫生服务机构

(1) 协助街道制定疫点现场处置工作方案。

(2) 对病例进行流行病学调查，划定核心区和警戒区。

(3) 制定疫点（疫区）蚊媒监测计划，开展蚊媒密度监测。

(4) 在区疾控中心指导下对疫点疫情风险进行分析。

(5) 对街道组织的清理积水的人员培训工作提供师资。

(6) 协助区登革热防控专业队伍开展病家及所在建筑体室内灭蚊。

(7) 对疫点居民进行人群抗体水平监测。

(8) 开展登革热防控知识宣传教育工作。

六、建立组织机构

（一）成立领导小组

组长：街道办事处主要领导、社区卫生服务机构主要领导。

组员：街道城管科、消毒站、居委会及相关爱卫成员单位人员等。

（二）成立工作小组

入户组：由居委、责任主体单位组成，共××人。

外环境滋生地清除组：由消毒站、环监所、居委、责任主体单位组成，共××人。

病家室内紧急灭蚊组：由社区卫生服务机构、登革热防控专业队伍组成，共××人。

外环境紧急灭蚊组：由消毒站、责任主体单位所聘请的有害生物防治公司组成，共××人。

蚊媒应急监测组：由社区卫生服务机构组成，共××人。

七、具体措施

具体分工见附表 11－1。

附表 11－1　具体实施人员分工（参考模板）

序号	工作	完成时间及任务量	责任单位	分工及人数
1	流行病学调查	接报 24 h 内	社区卫生服务机构	1 人
2	入户清理积水	3 天内完成核心区、7 天内完成警戒区任务量，可分片包干到个人	居委、物管等责任主体	根据具体工作量估算人数

(续附表 11－1)

序号	工作	完成时间及任务量	责任单位	分工及人数
3	外环境滋生地摸查和清理	分别于 3 天内、7 天内完成核心区、警戒区内外环境滋生地清理，可分片包干到个人	消毒站、环监所、居委、具体责任主体	根据具体工作量估算人数
4	外环境紧急杀灭成蚊	3 天内全覆盖，根据各责任主体进行分工、分片	相关单位	根据具体工作量估算人数
5	健康宣传教育	整个疫情处置过程	街道、居委、社区卫生服务机构心、责任主体单位等	所有人员都有健康教育宣传责任
6	蚊媒密度监测	(1) 核心区。自处理起第 1 天、第 4 天、第 7 天完成 *BI*、*SSI*、*ADI* 监测。之后，监测频率为每 3～7 天监测 1 次。 (2) 警戒区。自处理起第 2 天、第 7 天完成 *BI*、*SSI*、*ADI* 监测。之后，监测频率为每 3～7 天监测 1 次	区疾病预防控制中心、社区卫生服务中心，区登革热专业队伍；街道和居委协助	卫生部门 6 人，街道 2 人，居委 4 人

（一）紧急杀灭成蚊

1. 病家紧急杀灭成蚊

（1）范围。病家紧急杀灭成蚊范围为病家及所在建筑体室内。

（2）器械和方法。使用超低容量喷雾机进行喷雾，一般在7：00—10：00 和 16：00—19：00 进行。

（3）处理时间。于疫情介入 24 h 内，室内紧急灭蚊组（由社区卫生服务中心人员××人和登革热防控专业队伍××人组成）对病家所在楼栋建筑体进行室内成蚊灭杀。

（4）注意事项。灭蚊前签署“消毒杀虫工作告知书”，如果居民拒绝入户，让其签字备案；如果家中无人，居委协助联系，于 48 h 内约定再次入户。

2. 外环境紧急成蚊杀灭

（1）范围。外环境紧急成蚊杀灭范围为核心区和警戒区。

（2）器械和方法：使用超低容量喷雾机进行喷雾。一般在每天 7：00—10：00 和 16：00—19：00 进行。

（3）处理周期。疫情介入处置 3 天内做到首次全覆盖，连续 3 次。此后，经消毒站灭蚊效果评估、结合卫生部门蚊媒密度监测结果以及疫情进展情况确定灭蚊频次。若经 3 次灭蚊后成蚊密度达标，则灭蚊频次为每周 1 次；如不达标或出现续发病例，则继续每天灭蚊 1 次，并积极查找成蚊超标原因，直至疫情结案。

（4）工作量及人力安排。设置外环境紧急灭蚊组（由消毒站人员××人、责任主体单位所聘请的有害生物防治公司人员××人，共××人组成），按各自职责分工，对核心区相应区域和警戒区相应区域进行外环境成蚊灭杀工作。消毒站要制定灭蚊工作计划，工作计划要根据疫点范围实际环境特点而制定，切勿照搬模板、纸上谈兵，可以参照“以宝世佳洁灭蚊药举例，1 m/s 步速，10 000 m^2/L，30 000 平方米/（人·机·小时），每半天工作2 h”，根据各责任主体总工作量估算各责任主体每次需要出动人数、器械数、药物量等。

(5) 注意事项。每次灭蚊，要统一行动，由外往里包围式灭蚊。每次灭蚊工作要求每次全覆盖，不留死角。每次开展灭蚊工作前要张贴灭蚊告示。

(二) 清除滋生地

街道要制定疫点滋生地清除工作计划，明确责任单位、责任人、责任片区工作任务，并对滋生地清除质量进行自评。

1. 入户调查与室内滋生地清除

(1) 范围。调查范围为核心区和警戒区。

(2) 方法。对核心区和警戒区范围内的居民户进行全覆盖检查，事先登记造册，翻盘倒罐，倾倒积水，清除卫生死角，清运垃圾。对居民进行挨家挨户上门清查积水，清查一户标记一户，登记在“滋生地调查台账”中。对当时无法入户的要重复上门直至入户为止，最终使所有住户全部清查完毕。入户时要重点注意天台、楼道间和卫生死角等积水的清除。对不能处理的积水和水生植物投放灭幼缓释剂。每次开展室内滋生地清除工作前必须张贴室内滋生地清除告知书，告知内容包括工作时间、责任人和联系方式。

(3) 周期。由核心区向警戒区推进处理，前期每天进行，直到所有住户全部清查1次，核心区3天内要求全覆盖，7天内将蚊媒密度降至安全水平。

(4) 工作量和人力投入。街道滋生地清除工作计划要根据疫点范围环境特点、人群分布等实际情况制定，切勿照搬模板、纸上谈兵，可参照“每2人组成1组，100户/（组·天)”，根据各责任主体总工作量，估算各责任主体每天所要出动的人力，具体将工作区域根据实际情况分片包干到个人，分片不能笼统以东、南、西、北划分，而是根据实际楼层特点、责任主体等情况进行分片包干。

2. **外环境滋生地清除**

（1）范围。外环境滋生地清除范围为核心区和警戒区。

（2）方法。对疫点核心区、警戒区外环境滋生地摸底并逐一登记造册。对现场能清理的积水立即清除，对现场不能清理的滋生地要及时反馈给街道，街道立即督促相应主体以落实清理。对未按要求落实者时通报至爱国卫生委员会（爱卫办），由爱卫办协调其上级主管部门并限期整改，必要时采取处罚、停工停课等措施。

（3）周期。由核心区向警戒区推进处理。自疫情介入当天，每天进行，直到所有单位和公共外环境全部清查 1 次；要求核心区 3 天内全覆盖，7 天内将蚊媒密度降至安全水平。

（4）工作量和人力投入。根据核心区、警戒区外环境（包括集团单位、工地、学校、商场、公园、医疗机构、市场、特殊行业等）各责任主体总工作量进行人力估算和分片安排。

（三）蚊媒应急监测

（1）评估指标。*BI*、*SSI*、*ADI* 等 3 个指标联用。

（2）评估频次。社区卫生服务机构对核心区 24 h 内进行 1 次蚊媒监测，3 天内对核心区分片全覆盖。随后，每 3 天至少 1 次覆盖重点区域的蚊媒监测，直到蚊媒密度降至安全水平内。7 天内对警戒区分片全覆盖，随后每 7 天至少1 次覆盖重点区域的蚊媒监测，直到蚊媒密度降至安全水平内；2 周内对监控区开展 1 次重点区域的蚊媒监测。

（3）工作量和人力投入。社区卫生服务机构要根据疫点环境特点、蚊媒滋生地特点及重点场所分布情况而制定蚊媒应急监测计划，各区域（核心区、警戒区）监测点的选择要分片、分类型和分行业进行。分片不是笼统按东、南、西、北划分，要突出重点，人力的估算要根据疫点实际情况以及蚊媒防控效果而适时调整，切勿照搬模板、纸上谈兵。

（四）健康监测和病例搜索

（1）时间。持续整个疫情周期。

（2）方法。居委、责任主体单位在入户登记造册时要对居民进行健康状况询问，区疾病预防控制中心、社区卫生服务机构、区登革热防控专业队伍在进行 *BI* 监测时也要对居民进行健康状况询问。区疾病预防控制中心对疫点附近医疗机构发热病人进行主动搜索，医疗机构要加强发热病例监测。

（五）信息报送

（1）时间。自疫情介入的当天，每天一报，直至疫情结案。

（2）方法。居委会每天要将入户登记造册清积水情况填入“登革热疫点现场处置情况日报表”，报送社区卫生服务机构和街道。消毒站每天要将成蚊杀灭工作情况填入“登革热疫点现场处置情况日报表”，报送社区卫生服务机构和街道。社区卫生服务机构每日汇总居委、消毒站工作信息及蚊媒监测数据，完善“登革热疫点现场处置情况日报表”，报送区疾病预防控制中心同。医疗机构每日要将发热病人排查情况报区疾病预防控制中心。区疾病预防控制中心每天对日报表进行整理和汇总，上报区卫计局和市疾病预防控制中心。街道每天将居委、消毒站工作情况汇总报区爱卫办。区卫生健康局和区爱卫办定期将处置情况报区政府。

附件：

附表 11－1　具体实施人员分工

附表 11－2　登革热疫点现场处理日程及工作安排

街道办事处章

××××年××月××日

附表 11－2　登革热疫点现场处理日程及工作安排（单病例疫点，供参考）

第 1 天（××—××）	第 2 天（××—××）	第 3 天（××—××）	第 4 天（××—××）	第 5 天（××—××）	第 6 天（××—××）	第 7 天（××—××）
（1）制定疫情控制方案。 （2）病例搜索。 （3）蚊媒监测。 （4）蚊媒控制。 （5）健康教育。 （6）初步报告、风险评估。 （7）召开工作会议	（1）病例搜索。 （2）蚊媒监测：在警戒区进行监测。 （3）蚊媒控制。 （4）健康教育。 （5）监督巡查	（1）病例搜索。 （2）蚊媒控制。 （3）健康教育。 （4）监督巡查	蚊媒防制效果评估。核心区进行蚊媒防制效果评估	—	（1）蚊媒控制。 （2）健康教育。 （3）疫情控制效果评估	（1）疫情控制效果评估。在核心区、警戒区进行疫情控制效果评估。 （2）病例搜索。 （3）监督巡查
第 8 天（××—××）	第 9 天（××—××）	第 10 天（××—××）	第 11 天（××—××）	第 12 天（××—××）	第 13 天（××—××）	第 14 天（××—××）
—	（1）蚊媒控制。 （2）健康教育	（1）疫情控制效果评估：在核心区、警戒区警戒区进行疫情控制效果评估。 （2）病例搜索	—	（1）蚊媒控制。 （2）健康教育	（1）疫情控制效果评估。在核心区、警戒区警戒区进行疫情控制效果评估。 （2）病例搜索	监督巡查
第 15 天（××—××）	第 16 天（××—××）	第 17 天（××—××）	第 18 天（××—××）	第 19 天（××—××）	第 20 天（××—××）	第 21 天（××—××）
（1）蚊媒控制。 （2）健康教育。 （3）进程报告	（1）疫情控制效果评估。在核心区、警戒区警戒区进行疫情控制效果评估。 （2）病例搜索	—	（1）蚊媒控制。 （2）健康教育	（1）疫情控制效果评估。在核心区、警戒区警戒区进行疫情控制效果评估。 （2）病例搜索	—	（1）蚊媒控制。 （2）健康教育。 （3）监督巡查
第 22 天（××—××）	第 23 天（××—××）	第 24 天（××—××）	第 25 天（××—××）			
（1）疫情控制效果评估：在核心区、警戒区警戒区进行疫情控制效果评估。 （2）病例搜索	—	（1）蚊媒控制。 （2）健康教育	（1）疫情处理总结。 （2）结案报告	—	—	—

附件 12　登革热疫点处置入户分工和进度表

登革热疫点处置入户分工和进度见附表 12－1。

附表 12－1　入户分工和进度

分片序号	入户分片名称	门牌号范围	户数	入户责任人	计划完成时间（列出每日入户计划范围）				
					处置第 1 天	处置第 2 天	处置第 3 天	处置第 4～第 7 天	复查入户
1	某某街东侧到某某路西侧区域	某某路 2—24 号，某某路 124—234 号	1 000	陈×，15913125654	××路 2—24 号	××路 124—157 号	××路 168—234 号	对未入户进行补充，完成全覆盖	重点复查未入户和阳性积水户
2	—	—	—	—	—	—	—	—	—
3	—	—	—	—	—	—	—	—	—
4	—	—	—	—	—	—	—	—	—
5	—	—	—	—	—	—	—	—	—
6	—	—	—	—	—	—	—	—	—

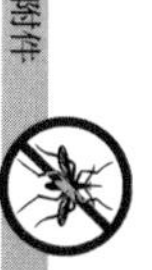

附件 13　入户登记造册表

入户登记造册见附表 13－1。

附表 13－1　入户登记造册

入户区域：________；门牌号范围：________；应入户数：________；主要责任人：________检查时间：________

房号	有效入户日期	家庭人数	发热人数	积水情况			天台、平台和花园情况	积水处置情况	复查日期	复查情况	备注
				积水数	阳性积水数	主要积水类型					
23 号 101 房	××月××日	4	0	5	0	花盆托盘	自建花园存在蓄水容器	已清除	—	—	—
23 号 102 房	××月××日	4	0	0	0	无	无	—	—	—	—
23 号 103 房	—	—	—	—	—	—	—	—	—	—	—
23 号 104 房	—	—	—	—	—	—	—	—	—	—	—
23 号 201 房	—	—	—	—	—	—	—	—	—	—	—
23 号 202 房	—	—	—	—	—	—	—	—	—	—	—
23 号 203 房	—	—	—	—	—	—	—	—	—	—	—
23 号 204 房	—	—	—	—	—	—	—	—	—	—	—
23 号 301 房	—	—	—	—	—	—	—	—	—	—	—
23 号 302 房	—	—	—	—	—	—	—	—	—	—	—

附件 14　每日入户情况汇总表

每日入户情况汇总见附表 14－1。

附表 14－1　每日入户情况汇总

街道名称：________；登记日期：________；填表人：________

入户分片名称	户数	入户责任人	有效入户数	有效入户率	无效入户数	空置屋数	积水数目	阳性积水数	搜索人数	可疑病例数	进度完成率	存在问题

附件 15　登革热入户工作告知书（参考模板）

各位住户：

当前正值登革热高发季节。目前，周边地区（或本小区）已出现登革热病例，（或）本地区蚊媒密度较高，居民感染登革热的风险较大。

如有发热、皮疹、肌肉骨骼关节痛等情况，请及时到××街社区卫生服务中心进行免费咨询检测。

为保证广大居民身体健康，××街道××居委将于××月××日—××月××日对居委各片区进行入户调查工作，工作内容包括协助各住户清除室内外清积水，开展登革热健康宣传等，请各位住户予以理解和配合。各片区各小区入户时间和责任人详见附表 15－1。

附表 15－1　各片区各小区入户时间和责任人

片区	范围	××月××日	××月××日	××月××日	××月××日	入户时间	责任人和联系方式
片区 1	包括 A 小区、B 小区、C 小区，总共×××户	A 小区（哪几栋）约×××户	A 小区（哪几栋）约×××户	B 小区（哪几栋）约×××户	C 小区（哪几栋）约×××户	8：00—12：00；14：00—18：00	责任人×××：手机号：×××××××××××

（续附表15－1）

片区	范围	××月××日	××月××日	××月××日	××月××日	入户时间	责任人和联系方式
片区2	包括××路××号—×号居民区、××路×号—××号居民区，总共×××户	××路××号—××号居民区约有×××户	××路××号—××号居民区约有×××户	××路××号—××号居民区约有×××户	××路××号—××号居民区约有×××户	8：00—12：00，14：00—18：00	责任人：×××；手机号：×××××××××××

呼吁各位住户：齐动手，清积水，灭成蚊，建议家庭加装纱窗等防护。在蚊媒活动高峰期（7：00—10：00，14：00—19：00）请减少在小区绿化带等地方逗留的时间。进行户外活动时请穿长袖衣服，同时，喷洒驱蚊液，做好家庭和个人防护！

××街社区卫生服务中心地址：××××××。

××××社区居委会
××街社区卫生服务中心
××××年××月××日

附件 16　登革热疫情入户调查处理工作指引

本工作指引适用于临时组建的疫情处理工作人员到居民区、单位入户调查处理时参考。入户调查处理只是登革热疫情处理工作的一部分，入户调查工作主要可归纳为“问、查、看、翻、教、灭”六方面。以发动群众翻盆倒罐，清除室内外蚊滋生地，防蚊灭蚊为主。

（1）问。①你家住几口人？②近来家庭成员是否患病？

入户调查人员应登记居民户内居住人数，了解家庭成员近期有无类似患者，发现可疑病人，应详细登记并劝其住院治疗。

（2）查。①检查居民户内外有无种养富贵竹、万年青等盆景水生植物；②检查居民户（院）内、阳台、天台种花的花盆托盘是否有积水；③检查居民户（院）内外是否还有其他的积水，如露天弃置的盆、罐、垃圾等容器、轮胎、竹节、树洞、沟井、地面等。

计算积水容器（或水体）数，以户为单位，每户一栏，登记在“××市登革热媒介蚊蚴滋生情况现场调查表”中。

（3）看。检查上述积水是否有蚊蚴虫滋生（必要时用手电筒）。登记有蚊蚴虫滋生的积水数。

（4）翻。翻盆倒罐：①立即清除有蚊虫滋生的积水；②要求居民立即清除各种不必要的积水、露天弃置的盆、罐、垃圾等容器。

（5）教。发放宣传单，并口头告知群众：①登革热是蚊子传播的；②传播登革热的蚊子生长在种养水生植物的花瓶、花盆托盘，及其他水缸、水盆、罐等小积水容器中；③清除不必要的各种积水，倒置小积水容器，种养的水生植物每隔5～7天洗缸换水，可以控制蚊子繁殖，预防登革热。④给水生植物换水时应清洗容器和植物根须；⑤睡觉挂蚊帐，或使用其他防蚊灭蚊措施防止蚊虫叮咬。

（6）灭。紧急杀灭带毒成蚊，疫点内带病毒的伊蚊是主要传播媒介，必须统一行动紧急杀灭。有关杀灭成蚊办法见有关指引。

入户调查人员应依门牌号挨家挨户上门调查，不在家的应记录并及时返回调查补上，以覆盖全部住户。每日统计调查情况，记录调查中发现的问题，并报给疫情处理指挥人员。

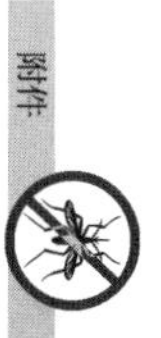

附件 17 街镇各区域各场所的灭蚊主体责任与蚊媒风险点台账

街镇各区域各场所的灭蚊主体责任与蚊媒风险点台账见附表 17 – 1。

附表 17 – 1 街镇各区域各场所的灭蚊主体责任与蚊媒风险点台账

编号	类型	名称	具体地址	面积/m^2	责任人	联系电话	主要蚊媒滋生风险点
1	汽修厂	××汽修	××路××号	500	×××	×××××× ×××××	门口堆放若干轮胎，汽修用水放置时间过长
2	汽修厂	××汽修	—	—	—	—	—
3	汽修厂	××汽修	—	—	—	—	—
4	汽修厂	××汽修	—	—	—	—	—
5	汽修厂	××汽修	—	—	—	—	—
6	汽修厂	××汽修	—	—	—	—	—
7	汽修厂	××汽修	—	—	—	—	—
8	公园	××公园	××路××号	5 000	×××	×××××× ×××××	公园中假山凹陷易积水
9	公园	××公园	—	—	—	—	—
10	公园	××公园	—	—	—	—	—

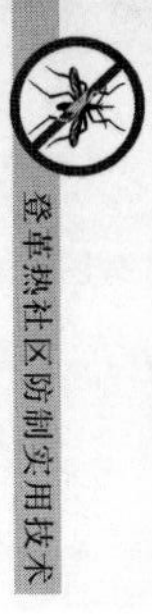

（续附表 17－1）

编号	类型	名称	具体地址	面积/m^2	责任人	联系电话	主要蚊媒滋生风险点
11	公园	××公园	—	—	—	—	—
12	公园	××公园	—	—	—	—	—
13	公园	××公园	—	—	—	—	—
14	公园	××公园	—	—	—	—	—
15	物业小区	世纪新城	××路××号	15 000	×××	×××××× ×××××	部分居民天台自建花园存在蓄水容器
16	物业小区	—	—	—	—	—	—
17	物业小区	—	—	—	—	—	—
18	物业小区	—	—	—	—	—	—
19	物业小区	—	—	—	—	—	—
20	物业小区	—	—	—	—	—	—

附件 18　外环境巡查责任分割表

外环境巡查责任分割表见附表 18 - 1。

附表 18 - 1　外环境巡查责任分割

编号	范围	面积/m^2	包含的门牌号	负责人及电话	巡查队伍成员	巡查时间与频率
1	××街东侧至××路西侧区域	××	××路××—××号，××路××—××号	×××，×××××××××××	×××，×××，×××，×××	每周五 10：00—12：00
2	—	—	—	—	—	—
3	—	—	—	—	—	—
4	—	—	—	—	—	—
5	—	—	—	—	—	—
6	—	—	—	—	—	—
7	—	—	—	—	—	—
8	—	—	—	—	—	—

附件 19　街镇外环境滋生地巡查表

街镇外环境滋生地巡查见附表 19－1。

附表 19－1　街镇外环境滋生地巡查

编号	类型	名称	具体地址	面积/m^2	楼高/层	户内情况		天台情况		地面情况	天台情况		其他积水隐患	整改措施
						常住户数	空置户数	是否可上	积水隐患	楼宇间隙、绿化带等处滋生地情况	有无车库	积水隐患		
1	商业楼	××大厦	××路××号	5 000	28	150	20	可	无	门前绿化带存在废弃容器	有	排水池未投放灭蚊剂	无	废弃容器已清除；已投放灭蚊剂
2	—	—	—	—	—	—	—	—	—	—	—	—	—	—
3	—	—	—	—	—	—	—	—	—	—	—	—	—	—
4	—	—	—	—	—	—	—	—	—	—	—	—	—	—
5	—	—	—	—	—	—	—	—	—	—	—	—	—	—
6	—	—	—	—	—	—	—	—	—	—	—	—	—	—
7	—	—	—	—	—	—	—	—	—	—	—	—	—	—
8	—	—	—	—	—	—	—	—	—	—	—	—	—	—
9	—	—	—	—	—	—	—	—	—	—	—	—	—	—
10	—	—	—	—	—	—	—	—	—	—	—	—	—	—

检查区域：________；检查填表人员：________；检查日期：________

附件 20　消杀灭蚊计划进度表

附表 20－1　消杀灭蚊计划进度

分片序号	消杀范围	消杀责任人	消杀组成员	计划进度（列出每日计划消杀范围和药量）				
				处置第 1 天	处置第 2 天	处置第 3 天	以此类推	备注

附件21　外环境灭蚊工作告知书（参考模板）

当前正值登革热高发季节。目前，周边地区已出现登革热病例，（或）本地区蚊媒密度较高，居民感染登革热的风险较大。为尽快降低成蚊密度，××消杀队将于××月××日对区域进行成蚊杀灭工作。在施药期间，请大家尽量避免在××区域活动，谢谢合作。

××××消杀队

联系人：×××

电话：×××××××××××

××××年××月××日

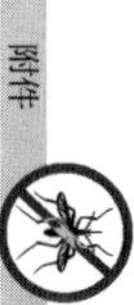

附件 22　登革热疫点督导检查工作表

各街镇登革热预防控制工作检查见附表 22－1。

附表 22－1　各街镇登革热防控工作检查

责任部门	检查项目	评价指标	检查方法	结果	备注
街镇	组织管理	是否成立登革热防控常规工作小组	查看文件		
		是否明确各部门相关职责	查看文件		
		是否形成各部门合作工作机制	查看文件		
		是否明确病媒生物监督执法主体	查看文件		
		是否有财政专项经费支持	查看文件		
		是否已将登革热防控纳入创卫等工作的考核	查看文件		
		是否将蚊媒滋生地检查列入网格化管理事项	查看文件		
	日常工作	是否定期召开登革热防控工作会议	查看会议记录		
		是否建立防控督导督办机制	查看工作记录		
		是否建立群众投诉处理机制	查看工作记录		

（续附表 22－1）

责任部门	检查项目	评价指标	检查方法	结果	备注
街镇	防蚊灭蚊	是否已组建消杀站	现场检查消毒站		
		是否已落实人力物力和经费保障	查看文件		
		若无消杀站是否已聘请有害生物防治公司	现场检查		
		有害生物防治公司是否具备技术资质	查看资质文件		
		公司是否有统一的装备和标准化的工作流程	现场检查工作流程		
		多久开展一次重点区域的灭蚊工作	查看灭蚊记录		
		灭蚊后是否开展效果评价	查看蚊媒检测结果		
	滋生地清除	学校等集体单位、辖区内各业主是否已明确工作责任主管部门、是否已列出责任清单台账	查看台账		
		重点场所是否已明确工作责任主管部门	查看工作记录		
		是否已对各类业主和重点单位责任人开展防控培训	查看会议或培训记录		
		多久开展一次重要场所的环境清理工作	查看工作记录		
		是否落实日常的监督巡查机制，督促辖区内各单位完善防蚊灭蚊措施	查看工作记录		
		是否定期检查辖区内各单位的灭蚊周记落实情况	查看工作记录，并现场抽查几个单位进行验证		

（续附表 22－1）

责任部门	检查项目	评价指标	检查方法	结果	备注
街镇	蚊媒监测	多久开展一次蚊媒密度监测	查看工作记录		
		辖区内共设置多少个蚊媒监测点	查看工作记录		
		监测数据是否及时汇总并上报通报	查看工作记录		
		现场进行外环境蚊媒密度监测（标准间指数和成蚊密度）	现场开展监测		
	健康宣传	是否已开展登革热防控宣传	现场检查宣传情况		
		采样什么样的形式，开展情况如何	现场询问居民，了解宣传情况，评估宣传效果		
	应急响应	一旦蚊媒密度超标，是否及时启动响应	查看工作记录		
		采取的应急响应措施是否符合相应的级别	查看工作记录		
		出现登革热病例疫情之后是否立即介入处置	了解从疫情报告到介入处置的时间		
		是否制定现场处置工作方案，方案内容是否齐全	查看方案		
		是否成立相应的入户、灭蚊、宣教等工作组	查看方案		
		是否明确各项工作的时间进度和人力安排	查看方案和工作记录		

（续附表 22－1）

责任部门	检查项目	评价指标	检查方法	结果	备注
街镇	应急响应	是否集中开展了室内外滋生地清楚工作	查看方案和工作记录		
		是否对疫情防控效果开展评价	查看蚊媒监测记录		
		是否在 7 天内间将蚊媒指数控制达标	查看蚊媒监测结果		
		疫情的结束是否规范	查看工作记录		

各区防控办和各部门登革热防控工作检查见附表 22－2。

附表 22－2　各区防控办和各部门登革热防控工作检查

责任部门	检查项目	评价指标	检查方法	结果	备注
区政府、区突发公共卫生事件应急指挥部	组织管理	是否成立登革热防控常规工作小组	查看文件		
		是否明确各部门相关职责	查看文件		
		是否形成各部门合作工作机制	查看文件		
		是否明确病媒生物监督执法主体	查看文件		
		是否有财政专项经费支持	查看文件		
		是否已制定登革热防控工作方案和应急预案	查看文件		
		是否已将蚊媒防控列入基本公共服务并保障其经费	查看文件		

（续附表 22－2）

责任部门	检查项目	评价指标	检查方法	结果	备注
区政府、区突发公共卫生事件应急指挥部	日常工作	是否定期召开登革热防控工作会议	查看会议记录		
		是否建立防控督导督办机制	查看工作记录		
		是否建立群众投诉处理机制	查看工作记录		
	应急响应	一旦出现疫情，是否启动联防联控机制	查看工作记录		
		是否及时向各部门通报疫情并布置防控工作	查看工作记录		
卫生行政部门*	监督与评价	是否已制定防控方案并进行实施效果评价	查看文件		
		是否组织开展登革热疫情监测和蚊媒监测	查看文件		
		是否建立防控工作督导工作组	查看文件		
		是否已建立疫情信息通报机制	查看文件		
		是否定期及时开展风险评估并提出防控建议	查看文件		
	技术指导和防控评价	是否督促蚊媒密度超标的街镇和社区及时开展应急响应	查看工作记录		
		是否开展流行病学调查	查看工作记录并抽查 1 起疫情检查调查过程		
		是否提出针对性防控意见	查看督导意见		
		是否指导街镇制定疫情处置方案	查看方案		

（续附表 22－2）

责任部门	检查项目	评价指标	检查方法	结果	备注
卫生行政部门*	技术指导和防控评价	是否开展疫情评估和防控措施评价	查看工作记录		
		调查报告	查看工作记录		
		实验室检测	查看工作记录		
		是否举办登革热防控技术培训	查看培训记录		
	培训与健康教育	是否开展临床诊疗技术培训	查看培训记录		
		是否开展登革热防病知识宣传	查看工作记录		
		是否定期开展医疗机构院感工作督导	查看督导记录		
爱卫部门	制度建设	是否制定防蚊灭蚊计划	查看文件		
		是否开展从业人员培训	查看培训记录		
	防蚊灭蚊	是否已组建政府管理的专业消杀队伍	查看文件		
		消杀队伍是否具备专业技术资质	查看资质文件		
		是否有统一的装备和标准化的工作流程	现场查看装备和工作流程		
		多久开展 1 次重点区域的灭蚊工作	查看灭蚊记录		
		多久开展 1 次辖区内全覆盖的爱国卫生运动	查看工作记录		
		是否落实流行季节公共区域的蚊媒防控	查看工作记录		
		是否组织对防控主体责任单位的日常巡查	查看工作记录		

（续附表 22－2）

责任部门	检查项目	评价指标	检查方法	结果	备注
爱卫部门	应急响应	蚊媒密度超标时是否开展至少 1 次外环境整治	查看工作记录		
		出现疫情是否及时响应	查看工作记录		
		疫情处置中是否参与和制定灭蚊工作方案	查看工作记录		
		是否群众和各单位参与疫情防控	查看工作记录		
		是否督促蚊媒密度超标的街镇和社区在 7 天内将蚊媒密度控制到合格范围	查看督导记录		
		是否对登革热疫点核心区展开灭蚊工作，并在 7 天内将蚊媒指数控制达标	查看灭蚊记录		
城管部门	日常工作	是否将登革热防控纳入日常巡查工作	查看工作记录		
		是否将建立群众投诉处理机制	查看工作记录		
		是否开展对重点单位的巡查	查看工作记录		
		发现问题的单位是否开展执法	查看工作记录		
宣布部门	日常工作	是否协调媒体开展登革热防控宣教	查看工作记录		
教育部门	日常工作	是否督促辖区内学校和托幼机构开展蚊媒生物防制	查看工作记录		
		是否落实学校蚊媒防制工作经费预算	查看工作记录		
		是否将登革热纳入学校内健康教育课	查看工作记录		

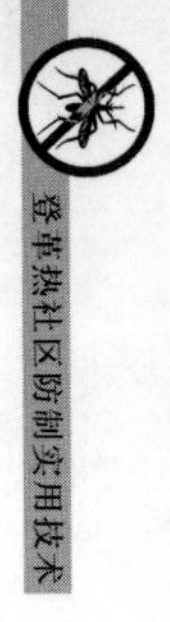

（续附表22－2）

责任部门	检查项目	评价指标	检查方法	结果	备注
住建部门	日常工作	是否落实闲置和在建工地的防蚊灭蚊措施	查看现场或查看工作记录		
		是否定期督导检查在建工地的防蚊工作	查看现场或查看工作记录		
		是否督促工作做好灭蚊周记	查看现场或查看工作记录		
		是否监督物业管理公司保障小区落实灭蚊周记和防蚊设施建设	查看现场或查看工作记录		
		是否制定登革热防控计划或方案	查看现场或查看工作记录		
林业和园林部门	日常工作	是否定期督导公园风景区绿化带等处的防蚊措施	查看现场或查看工作记录		
		是否在公园等处内开展登革热防制宣传	查看现场或查看工作记录		
		是否监督公园等处落实灭蚊周记	查看现场或查看工作记录		
旅游部门	日常工作	是否已掌握辖区内人员前往的主要登革热疫点以及人流量等基本信息	查看现场或查看工作记录		
		是否协助卫生部门开展病例的共同暴露者搜索	查看现场或查看工作记录		
		是否对前往登革热疫区的人员开展健康告知	查看现场或查看工作记录		

* 疾病预防控制中心在卫生行政部门的领导下，开展其中的部分工作

机团单位登革热防控工作检查见附表 22 – 3。

附表 22 – 3　机团单位登革热防控工作检查

责任部门	检查项目	评价指标	执行情况	结果	备注
学校、公园、工地、企事业单位等	滋生地清除	学校等集体单位是否已明确工作责任主管部门	查看文件		
		是否每周开展 1 次滋生地检查和清理	查看工作记录		
		多久开展 1 次灭蚊	查看灭蚊记录		
		现场进行外环境蚊媒密度监测（标准间指数和成蚊密度）	现场开展监测		
	防蚊措施	单位范围内的蚊媒防控风险点（下水道、明渠、蓄水池等）是否配备防蚊装备	现场检查		
	因病缺勤制度	是否建立因病缺勤登记和跟踪制度	查看登记表		
	灭蚊周记	是否已建立登革热灭蚊周记工作制度	现场查看周记		
		是否有专人负责工作信息收集和周记的填写	查看文件		
		周记填写是否规范	现场查看周记		
		是否针对上一周检查中发现的问题采取针对性措施	查看周记		
		是否开展蚊媒密度监测	查看检测数据		

(续附表 22－3)

责任部门	检查项目	评价指标	执行情况	结果	备注
学校、公园、工地、企事业单位等	灭蚊周记	一旦蚊媒密度超标，是否对照响应指引立即响应	查看工作记录		
		响应措施是否符合规范	查看工作记录		
	宣传教育	是否开展登革热防控宣传会议或主题课	查看会议记录		
		通过何种途径开展登革热防控宣传	现场查看宣传情况		

医疗机构登革热防控工作检查见附表 22－4。

附表 22－4　医疗机构登革热防控工作检查

责任部门	检查项目	评价指标	检查方法	结果	备注
各级医疗机构	制度建设	是否制定登革热工作方案	查看文件		
		是否建立登革热病例治疗、会诊、转诊等相关指引和工作制度	查看文件		
	疫情发现与报告	是否设立传染病登记本	查看文件		
		可疑病例是否及时检测送样	查看病例登记本和送检记录		
		未明确诊断的病例是否及时送样复核	查看送检记录		
		登革热传染病报告卡信息登记是否规范	查看传染病报告卡		
		是否及时对登革热传染病报告卡进行订正	查看传染病报告卡		

（续附表 22－4）

责任部门	检查项目	评价指标	检查方法	结果	备注
各级医疗机构	实验室检测	是否已开展 NS1 检测	现场检查		
		是否已开展登革热抗体检测	现场检查		
		是否已开展登革热 PCR 检测	现场检查		
		检测标本是否有登记	现场检查检测记录		
		现场了解过去一年登革热检测数量（检测标本数和阳性标本数）	登记检测数目		
	病例的隔离救治	是否具备登革热收治条件	现场查看病房		
		是否有效登革热病例隔离登革热病例	现场查看病例就诊记录		
		隔离措施和隔离期限是否符合要求	现场查看病例就诊记录		
		是否成立临床救治专家组	查看文件和会诊记录		
		是否已建立重症病例和死亡病例报送制定	查看文件		
	院感控制	是否落实院内的滋生地清理	现场检查		
		现场进行外环境蚊媒密度监测（标准间指数和成蚊密度）	现场开展监测		

（续附表22－4）

责任部门	检查项目	评价指标	检查方法	结果	备注
各级医疗机构	院感控制	是否定期开展灭蚊工作	查看灭蚊记录		
		医护人员是否采取有效个人防护措施	现场查看		
	培训	是否每年开展登革热诊疗技术培训	查看培训记录		
		培训人员设置是否合理	查看培训记录		
		现场了解临床医生知晓情况	现场询问		
		是否定期进行传染病漏报自查	查看工作记录		
	宣传	传染病报告是否有奖惩措施	查看文件		
		是否参加属地疾控或市疾控培训	查看培训登记		
		是否开展病例的登革热宣传工作	现场查看		
		采样何种手段开展宣传教育	现场查看		

附件 23　登革热疫情预防控制工作督导意见书

登革热疫情预防控制工作督导意见书见附表 23 –1。

附表 23 –1　登革热疫情预防控制工作督导意见书

督导单位：______________________________

督导时间：______________________________

督导事由：______________________________

已开展工作：______________________________

存在不足：______________________________

督导意见和建议：______________________________

疾控人员签名：______________________________

受检单位负责人签名：______________________________

附件 24　登革热疫情督导报告的一般格式

（1）督导报告名称。例如：关于××××××登革热疫点的督导评估报告。

（2）前言。介绍督导目的、任务来源、督导地点和时间、督导人员等。

（3）正文。介绍现场督导结果及存在问题及不足，并提出下一步工作建议，即提出针对性的改进意见与措施。

（4）落款。署上本次督导单位名称、撰写报告日期。

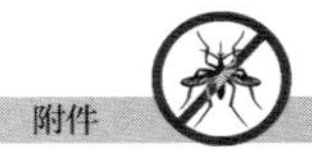

附件 25　登革热疫情风险评估（参考模板）

关于××市近期登革热疫情风险评估报告

近期，我市登革热疫情十分严峻。截至××月××日，共报告本地确诊病例××例。当前本地疫情已在××区、××区呈区域流行态势，××区、××区、××区均已出现本地局部暴发点。××月××日，市卫生计生委组织召开风险评估会。××大学、××疾病预防控制中心等专家研判，当前，我市登革热病例数快速增长，波及区域不断扩大，××月和××月，极有可能更多街镇出现暴发疫情，甚至出现全市暴发流行。具体情况报告如下。

一、疫情概况

截至××××年××月××日，我市共报告登革热本地确诊病例××例，较去年同期（××例）上升××.×%。当前，我市同期本地病例数（××例）为××××年以来第二高位，仅次于××××年大流行年份。此外，报告登革热输入病例××例，较去年同期（××例）上升××.×%。

二、当前疫情态势

（1）本地病例数持续快速增加。××月中旬之前，我市仅报告××例散发本地病例。××月下旬以来，本地病例迅速增加，如××月下旬，××月上旬、中旬和下旬分别报告××例、××例、××例和××例，呈急剧上升趋势。最近1周，我市日均报告病例××例，较前一周（日均报告××例）明显上升。

（2）波及范围持续扩大。当前，除××区外，其他区均已出现本地病例。涉疫范围已从××月的××区××街镇扩大到当前的××区××街镇，涉疫街镇数为去年同期的××倍。近期，疫情已从中心城区西部逐渐向东扩散（××区××街和××街）。同时，××片区和××区××街等街镇陆续成为新增疫点。

（3）多个街镇形成局部暴发点，××区和××区已呈现区域流行态势。目前，我市已在××区××街和××区××街形成××个暴发点。目前，××区（××例）和××区（××例）病例数位居各区前两位，两区涉疫街镇比例均已大于50%，且绝大多数涉疫街镇相互接壤融合，均已呈区域流行态势。当前，××区、××区和××区政府均已启动突发公共卫生事件Ⅳ级应急响应。

（4）全市总体蚊媒密度居高不下。近4周（××月××日至××月××日），全市平均 *BI*、*SSI*、*MOI* 和 *ADI*（××、××、××、××）总体处于Ⅱ级风险，且均高于去年同期水平（××、××、××、××）。全市各蚊媒监测点最近4周的达标率仅为××.×%，提示当前我市约××%的街镇蚊媒密度不达标，蚊媒高风险点仍广泛存在。

（5）大部分疫点当前蚊媒密度仍未控制达标。今年，各疫点的首次蚊媒监测结果均超标，处置后蚊媒密度有不同幅度的下降，但大多数疫点未达到1周内达标的要求：在当前仍在开展本地疫情处置的××个街镇中，××.×%（××/××）的街镇疫点蚊媒密度仍未控制达标；在××个疫情暴发街镇中，仍有××个街镇（××区××街和××区××街）蚊媒密度超标，整体疫情传播风险依然较高。楼宇天台、工地和卫生死角等处的外环境滋生地清除不力是当前疫点蚊媒密度居高不下的主要原因。

（6）登革Ⅰ型与Ⅱ型病毒同时存在。目前，××区和××区登革热流行毒株为登革热Ⅰ型，而××区××街和××区××街暴发点为登革Ⅱ型病毒。由于2种毒株同时引发暴发疫情，因此形成多个疫情发源地，需加大防控难度。

三、风险评估

今年，我市各级各部门前期在控制疫情暴发方面成绩突出。然而，根据历年登革热流行规律和当前疫情态势，进入××月发病高峰期，我市防控工作压力将继续增大，极有可能更多街镇出现暴发疫情，甚至出现全市范围暴发流行。当前各疫点的防控成效，特别是××区和××区等暴发点区域控制成效将在很大程度上影响今年登革热防控工作的成败。

此外，随着人群感染风险的增大，在有基础疾患的中老年人和免疫力低下人群中出现重症及死亡病例的风险将同步上升。此外，由于Ⅰ型与Ⅱ型病毒在我市中心城区的同时流行，因此，人群出现二次感染进而引发重症及死亡病例的风险增大。

四、下一步工作建议

（1）立即启动突发公共卫生事件Ⅲ级应急响应。根据《××××》（×××〔20××〕××号），目前，我市已达到登革热Ⅲ级事件响应级别，建议立即启动突发公共卫生事件Ⅲ应急响应。各级政府各部门立即启动相应应急机制，加强联防联控机制，落实政府、部门、单位和个人四方责任，统筹调配人力物力，强化环境整治和滋生地清理工作，切实降低蚊媒密度，遏制疫情传播。

（2）涉疫各区各街镇加强疫点处置工作。××区和××区应加强联防联控工作机制，正确评估防控力量投入与效果，做好人力物力调配，严格按照疫情处置要求，全力遏制疫情传播；××区××街和××区××街等重点街镇应切实加强对楼宇天台、工地、机团单位等重点区域的巡查清理；××区××街和××区××街等新增疫点应迅速投入足够人力物力，开展重点区域造册与巡查清理，尽快控制蚊媒密度。

（3）未涉疫街镇切实落实日常蚊媒控制措施。我市尚未出现疫情的街镇应加强日常防控措施，开展辖区内各机团单位、工地、小区、楼宇天台和公共外环境的造册登记和全覆盖滋生地清查；开展以环境整治、滋生地清理为重点的防蚊灭蚊行动；加强重点机团单位和业主的动员，督促落实灭蚊周记制度和日常蚊媒控制措施。一旦蚊媒密度指标超标，应立即强化相应防控措施。

（4）强化行业监督管理职能。教育、城管、住建、水务、园林等联防联控成员部门应切实落实行业监督管理职责，成立登革热防控督导组，加强对行业重点单位（如学校、物业小区、工地、垃圾堆放点、河涌和公园等）的巡查督导，做好行业单位和重点区域蚊媒控制。

（5）加大登革热防治宣传和媒体风险沟通的力度。建议各级政府近期主动联系宣传主管部门，通过大众媒体开展登革热预防控制宣传活动；各区应集思广益、因地制宜，通过多种形式（如电视、公交视频、互联网等）广泛开展宣传，提高群众的自我防护意识。

（6）加强医疗机构病例监测。医疗机构应加强医护人员的培训考核，确保排查标本及时检测、检测结果及时反馈、病例及时诊断报告、阳性标本及时送检复核。同时，加强对重症病例的早期识别、及时救治和信息报送，做好院感防控和院内蚊媒控制。

××××

××××年××月××日

附件 26　登革热疫点调查处理信息日报表

登革热疫点调查处理信息日报见附表 26 – 1 ～ 附表 26 – 3。

附表 26 – 1　登革热疫点调查处理信息日报 – 1

序号	区县	疫点具体地址	疫点街道	疫点居委社区	疫点小区	疫点新增病例名单	病例情况		调查处理日期	首次疫情处理/复查	区域类型（疫点区/警戒区）	资料来源（市疾病预防控制中心、区疾病预防控制中心、社区、街道居委）
							新增病例	累计病例数				

附表 26 – 2　登革热疫点调查处理信息日报 – 2

蚊媒调查情况																	外环境					
调查地点	出动入户调查人数	调查部门	调查户数	拒绝入户数	无人应答户数	有效户数	搜索人数	可疑患者数	可疑患者抽血数	积水容器数	阳性积水容器数	积水户数	阳性积水户数	布雷图指数	容器指数	房屋指数	检查地点	标准间总数	阳性积水数	标准间指数	成蚊密度（100 m 范围）	成蚊密度（400 m 范围）

附表 26－3　登革热疫点调查处理信息日报－3

灭蚊情况					卫生宣教		医疗机构主动病例搜索			集体单位情况（学校、幼儿园、机关企事业单位等）	上级领导或单位督导情况（包括区级或市级单位）	安全性评价（*BI* < 5：0 级；*BI* 为 5～10：1 级；*BI* 为 10～20：2级；*BI* > 20：3 级）	主要存在问题	下一步工作计划	备注
灭蚊地点	出动灭蚊人数	灭蚊器械	灭蚊面积/m^2	用药名称及数量	宣传资料发放地点、对象、种类和数量	召开相关会议或培训	医疗机构名称	搜索病例数	可疑患者数